图书在版编目（CIP）数据

楮墨《本草纲目》精要．一 / 古真著、绘．-- 北京：中医古籍出版社，2025. 3. -- ISBN 978-7-5152-2986-7

Ⅰ．R281. 3

中国国家版本馆 CIP 数据核字第 20250AK176 号

楮墨《本草纲目》精要（一）

古真　著 / 绘

策划编辑　张　欢

责任编辑　吴　頔

封面设计　王　悦

出版发行　中医古籍出版社

社　　址　北京市东城区东直门内南小街 16 号（100700）

电　　话　010-64089446（总编室）010-64002949（发行部）

网　　址　www.zhongyiguji.com.cn

印　　刷　万卷书坊印刷（天津）有限公司

开　　本　889mm×1194mm　1/16

印　　张　13

字　　数　100 千字

版　　次　2025 年 3 月第 1 版　2025 年 3 月第 1 次印刷

书　　号　ISBN 978-7-5152-2986-7

定　　价　108.00 元

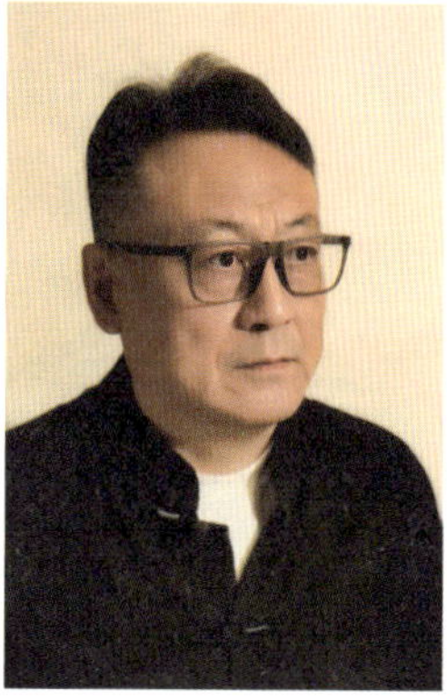

古真　本名刘昊阳，传统中医药文化学者，书法、国画研习人。

自幼师从当地名家学习国画、书法，近二十几年来，笔耕不辍，闭门研习。

致力于中医药传统文化深度挖掘，尤其对《本草纲目》和《黄帝内经》等中医精典更下功夫，诚访多处道地药材基地。

自幼随父在新华书店长大，积年与书籍相伴，也收藏了大量典籍，对诗词尤为偏爱。

经年游历，学以致用，遵古守真，补缺拾遗，终以诗书画实现本草图谱系列。

序 言

中药是中华医学的重要组成部分，是中国古代劳动人民智慧的结晶，其独特的理论体系为中华民族的健康和繁衍做出了不可磨灭的贡献。

中药，主要由植物药、动物药和矿物药组成。因植物药占中药的大多数，所以中药也称中草药。作为中草药的发源地，中国目前大约有 12000 种药用植物。历朝历代介绍中草药的书籍众多，从最早的药学专著《神农本草经》到最早的药典《新修本草》再到药学巨著《本草纲目》，浩如烟海的本草典籍记录了中国人民发明和发展中药学的宝贵经验和卓越贡献。

《楮墨〈本草纲目〉精要》是古真先生历经十年时间创

作完成的一部本草图谱类著作。古真先生五岁拜师学习绘画，尤其擅长国画中的山水、人物和花鸟。他的外公为著名乡医，受其影响，古真先生自幼十分喜爱中医药文化。为研究中药，他不怕吃苦，几十年间踏遍祖国山河，询访各地药材集散地，与当地中医药专家和药农探讨交流。他耐得寂寞、治学严谨、精益求精，十年时间，闭门谢客，广览诸多本草典籍，查阅大量资料，最终完成了《楮墨〈本草纲目〉精要》第一集。

不同于以往同类书籍，该书将中国传统书画、诗文融入其中，图文并茂，独具特色，兼具学术价值、实用价值和艺术价值。书中用水墨画的形式描绘了本草的野生状态、生长环境、全株花、入药部位等信息，同时配以一药一歌诀，或七言或五言题跋于画中。书中所绘国画，绝非作者臆想而成，乃是多年实地考察而得。书中所写药性功效主治亦不多言，只一两句，且均有出处，可见作者对药材专业性的谨慎态度。

古真先生以一己之力，将书法、国画、歌诀、中医药融为一体，全方位展示了传统中药炮制前的全貌，以不同的方式诠释了华夏传统本草，是对秉承、传续先人智慧很好的探索，我认为十分难得，故诚挚向大家推荐此书。

金世元

2015.1.25

前言

《本草纲目》由明朝万历年间湖北蕲春李时珍所著，早已被世人熟知，全书共费时二十六年终成全稿，又历时十多年修改润色而最终完成。《历代中药文献精要》有云："《本草纲目》是明以前集大成的药物学巨著，收药众多，内容之丰富和全面，在当时是空前的。它系统地整理了明以前的本草知识，有资料、有见解，也是当今研究我国传统药物学的主要典籍。"后世研究《本草纲目》的著述众多，大略分其四类：全本、节本、彩图、其他类。其中作为重要的部分之一"图谱"类图书，大多不尽如人意，据郑金生教授介绍，《本草纲目》初版虽有附图，但图形拙劣，甚至有图文不合之处，因此药物插图虽是《本草纲目》重要组成部分，但其学术价值及美观程度均难以为后人称道。其他描绘版本也大多未能绘清药物之全貌，尤其主要信息不备。作者经多年研习，试图在《本草纲目》所载的本草描述和存形上有所阐示。试探以“楮墨”代称的表达方式，对“药物、药性、药理”的引用也十分谨慎，不敢妄自多言。“楮墨”借指传统书画或诗文，“诗书画”也正是中国传统国画的特色精华所在，以此描绘本草之全貌，更能兼具其本原性和艺术性。

“本草”作为中国传统药物学的总称，自汉代以来，就被大量用于命名中药书籍。作为综合类本草的辅助，传统本草典籍之韵言部分大多不言为“诗”，而多称为“歌赋”“歌括”“歌诀”等。据《历代中药文献精华》介绍，自《药性论》（唐代甄权）之后，陆续出现了一些歌赋类节要性的本草介绍，目的在于使内容更简洁，易用易记，它将药学知识（主要是药性功效）通俗化，以利初学。

本书介绍的每味本草均以歌诀开头，并配以注解，标明重要信息的典籍出处，特点是一药一歌诀，或七言或五言并题跋于画中。关于药性功效主治（此均来源于《〈本草纲目〉研究》《中药大辞典》《金世元中药材传统鉴别经验》等，故不再赘述其出处，并不多言，只一两句，本书的重点是明示本草之释名、基原、地域属性、生长环境、今古异同、禁忌、采收等，也就是歌咏每味中药炮制前的全貌及各自特征。

据《历代中药文献精华》介绍，目前已知自魏晋南北朝至晚清，图谱类本草历朝历代均有所出。在中药发展过程中，古代药学家很快注意到，用绘画来协助识别药物是很直观的辑录、传播本草的方式，从而为本草附图开创了先例，也助力中国本草植物学达到了当时世界药学的最高水平。这其中有综合性本草附图，也有本草图谱专著，形式多样。文中还介绍，按今人眼光，传统图谱类本草，包括《本草纲目》在内，大多为墨线勾勒，少有写生之作，多粗陋不精，更有臆想而绘。其不足之处也很明显，主要是多只描绘药材局部，入药种类和部位不明，各特性不明显。其学术价值和美观程度及实用价值和艺术价值均难以为后人称道，精品很少。本书以传统中国水墨画形式展现，为突出其写实性，采用兼工带写的花鸟画绘画方式，组织构图源于写生和询访药农，并在多方请教药学专家以及查阅大量资料基础上完成创作。本书植物类本草节选《本草纲目》中大部分药材，重新排序，均绘其野生状态，全株貌，重点表达出药材的基原性（入药的种类和部位）；均绘其全株花、果期，入药部位均鲜品状；生长环境；以兽虫鸟示植株大小比例；衬花等示开花结果时间和状态；图下配以文字图解；强调本草气韵表达以及其他认为与先人所不同的内容。

本书在广览诸多本草典籍的前提下，以《〈本草纲目〉研究》《中药大辞典》（第二版）等典籍为注；以《金世元中药材传统鉴别经验》（2016 年版）为分类排序依据。中药材分类排序自古就是个难题，《本草纲目》的纲目分法当时已是很好，但仍有些许不完善之处。现代以类别和拼音字母兼顾为序应该更加清晰科学。《楮墨〈本草纲目〉精要（一）》绘就的是植物类本草之根和根茎类，计 97 幅。原件尺寸每幅均为 53cm × 105cm。

愿大力小，识寡功淡，私淑前学，非擘非专，有失本真之处，请多勘正。

作者下一部著作将为植物类本草之“茎木、皮、叶、花、果实种子、全草类”，待续。

目录

白附子

其原独角莲，
林涧生耕田。
小毒孕慎用，
主攻面病缠。
古录白附子，
今用不同前。
内外皆功效，
块茎修治堪。

注解：

1.《中药大辞典》：基原为天南星科独角莲属植物独角莲的块茎。

2.《金世元中药材传统鉴别经验》：【历史】历代本草如《本草纲目》《新修本草》……与现今应用的白附子不同。

3.《四川中药志》（1960 年版）：治面部病。

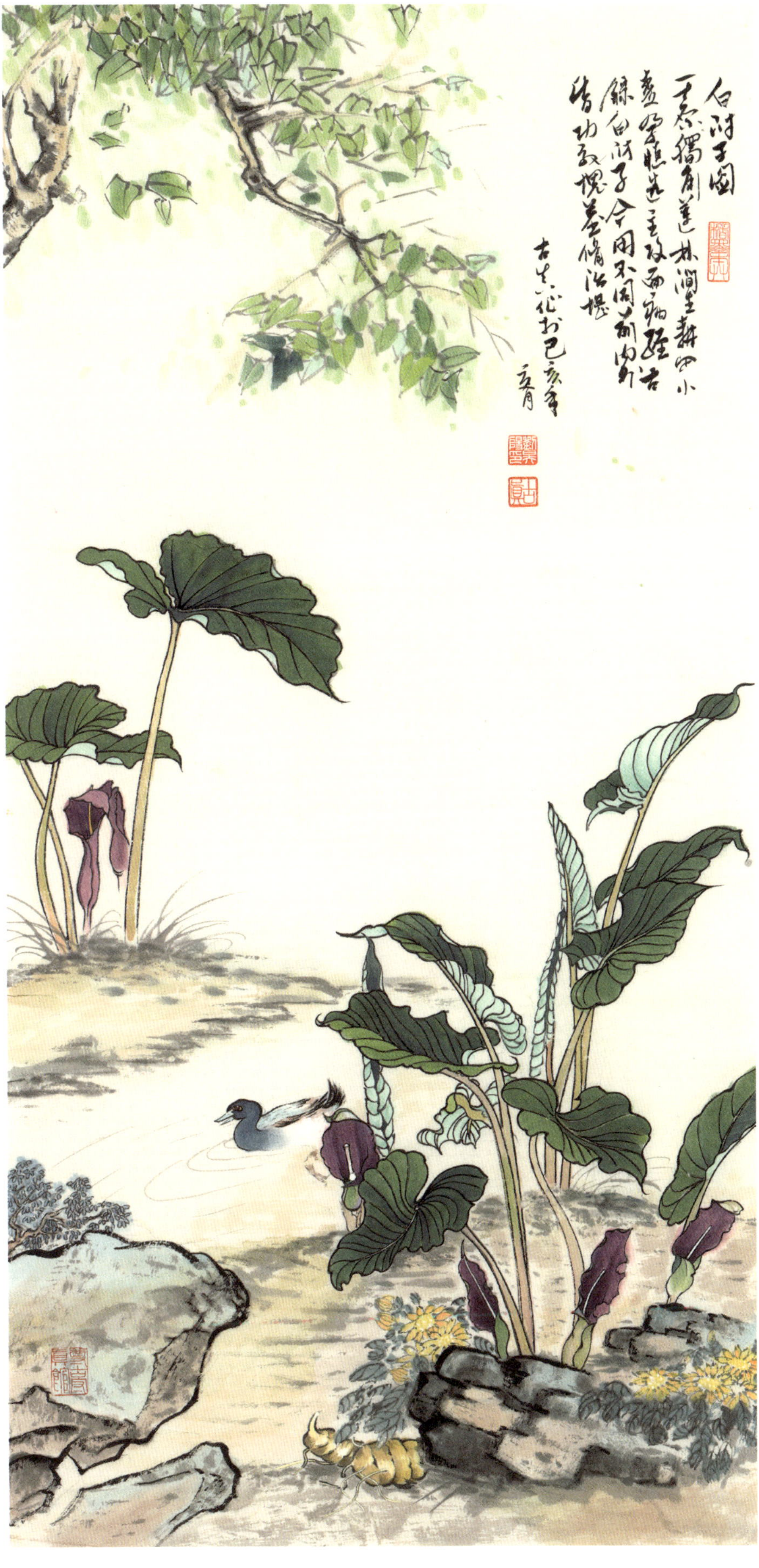

图解：

1. 衬树等示其生长环境。
2. 远近的独角莲示其不同生长期，并示其花期为夏秋。

白 前

茂生江边浸溪滩，
常为丛集野郊间。
叶似芫花类杨柳，
柳前优于芫花前。
名义至今尚未晓，
清肃肺家嗽不黏。
唯其全株此大用，
石蓝别无效力添。

注解：

1.《中药大辞典》：基原为萝藦科鹅绒藤属（白前属、牛皮消属）植物柳叶白前与芫花叶白前的根及根茎。
2.《金世元中药材传统鉴别经验》：【品质】柳叶白前较芫花叶白前质优。
3.《〈本草纲目〉研究》：【释名】石蓝。时珍曰，名义未详。
4.《本草衍义》：寇宗奭曰，白前能保定肺气，治嗽多用，以温药相左使尤佳。
5.《本草正义》：其治呼吸欲绝，可见其清肃肺家，功效卓绝。清肃肺金，是其全体大用，此外别无效力。

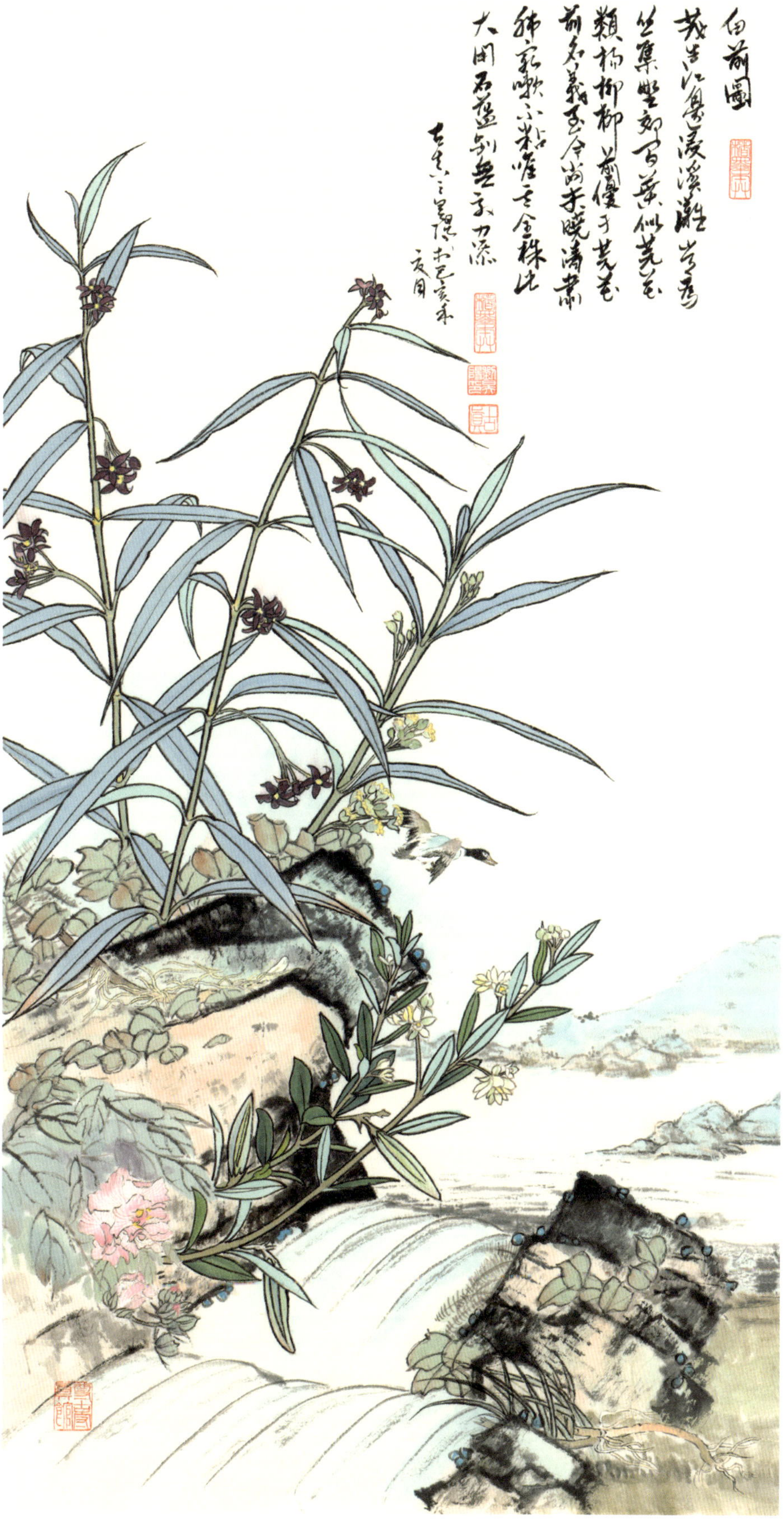

图解：

1. 画面上下两种分别为柳叶白前、芫花叶白前。
2. 芦雁等示其生长环境为溪滩、江水，衬花示花期为夏。

白　芍

花为卉相根轩岐，
绰约谦让平肝宜。
其原栽芍并毛果，
因白补收五行西。
道地杭芍均家种，
一握三四芍王依。
今修古说花多色，
三年五载效达极。

注解：

1.《中药大辞典》：基原为芍药科芍药属植物芍药（栽培品）及毛果芍药的根。

2. 古有花卉牡丹为王，芍药为相。轩岐示《黄帝内经》，此示可入药。

3.《〈本草纲目〉研究》：【发明】时珍曰，白色者在西方，故补，赤者在南，故泻。

4.《金世元中药材传统鉴别经验》：【产地】杭白芍质量最优，为历史上著名的“道地药材”。【规格等级】杭芍王每握三四支者为一等。【历史】明代李时珍说，“根之赤白，随花之色也”。至今仍有人有如此认识，这是不对的。白芍花色实不止红白两种，其色实有由浅入深之别（此说应该是指栽培品，故画面花瓣均白色，示其野生状态）。

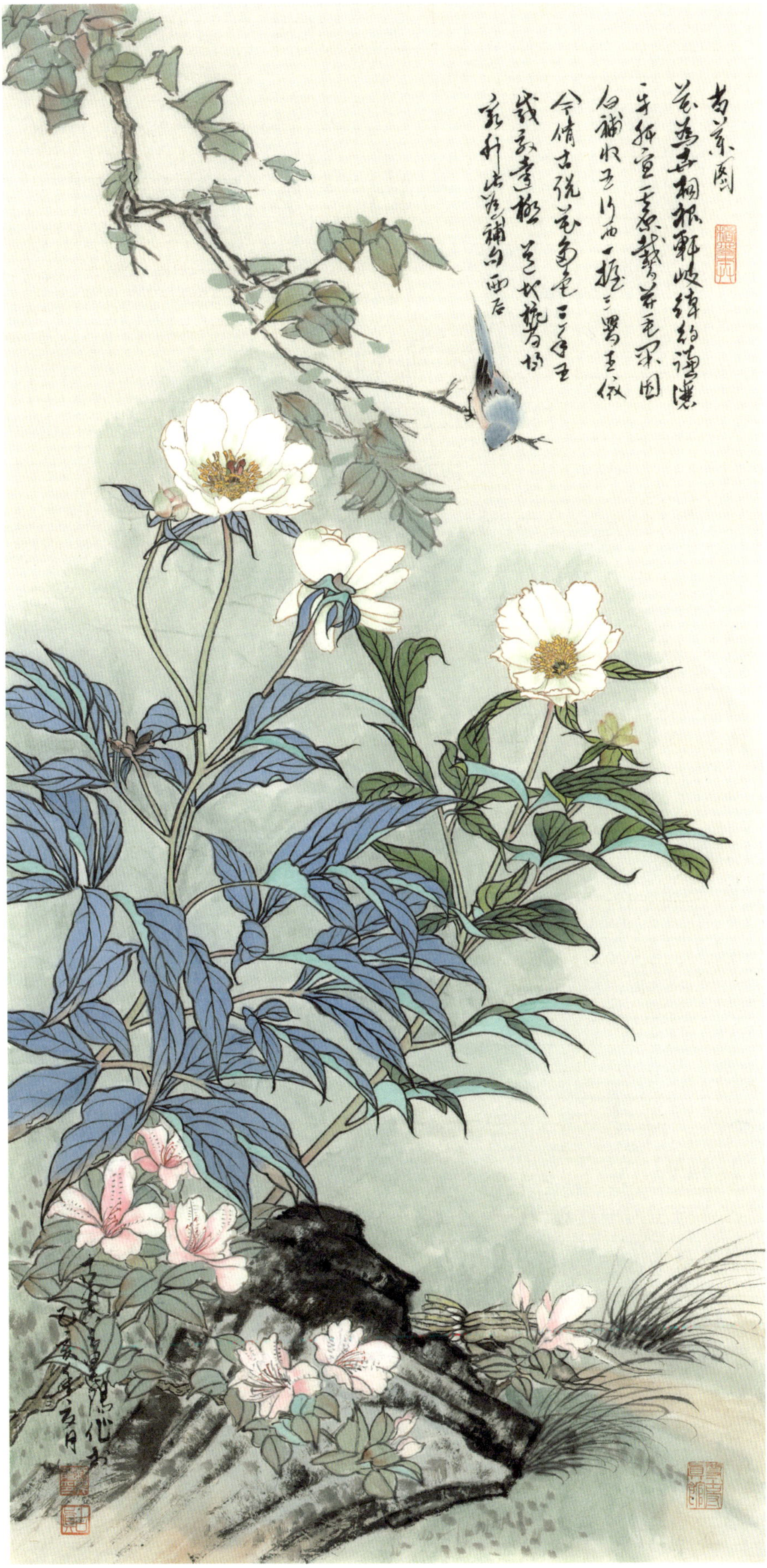

图解：

1. 画面左株为芍药，右株为毛果芍药。均野生状态，故花色为白。
2. 衬花示花期为夏，其他示其生于山坡、草地、林下。

白 术

术别苍白宋始清，
浙产本品道地名。
药农多取根栽莳，
一栽二稓三术灵。
根茎拳状香浓好，
补脾益气燥湿行。
春种秋花冬令采，
粗促云头功九能。

注解：

1.《金世元中药材传统鉴别经验》：【历史】宋代，寇宗奭的《本草衍义》云，“苍术长如大拇指，肥实……白术粗促……”以后各代本草书都将“术”分为白术和苍术两种，并在处方中分别入药。【产地】“浙白术”为著名的道地药材。【生产概况】故此有第一年为“栽”，第二年为“稓”同秙，第三年始为“术”之称。

2.《〈本草纲目〉研究》：术条【集解】白术，桴蓟也，吴越有之。人多取根栽莳（栽种移植），一年即稠。

3.《本草蒙筌》：陈嘉谟曰，浙术俗名云头术。白术，元素曰，白术……其用有九……

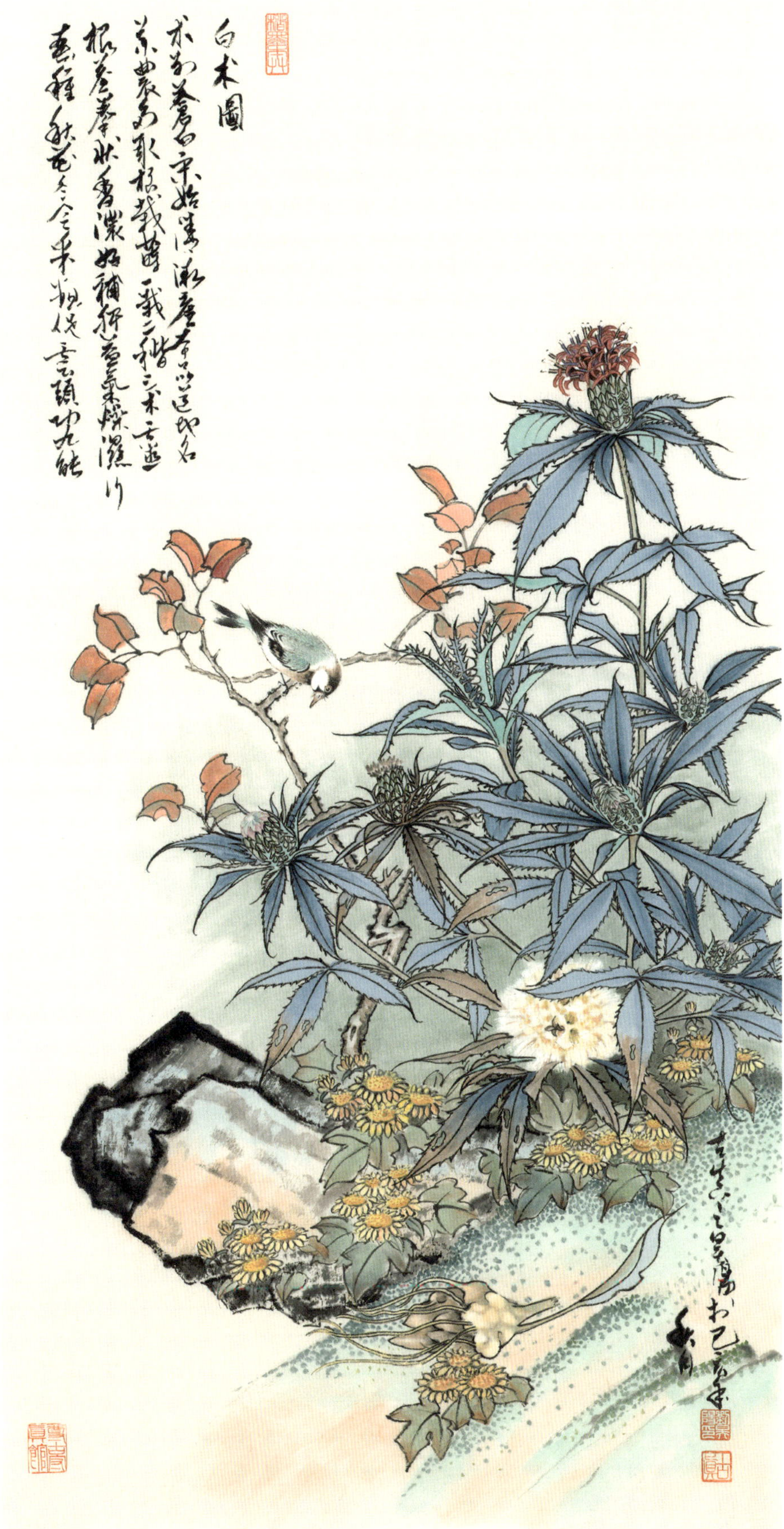

图解：

1. 画面一株示其蕾、花、果、冠毛各状。
2. 菊花、红叶示花、果期为秋，并示其生于高坡山地。

白头翁

白毛披下根白茸，
状似白头偕老翁。
名多品众皆入药，
野岭燥坡多年生。
南北荒山深处有，
苗摇无风静有风。
春到花开采收可，
清热凉血止痢攻。

注解：

1.《〈本草纲目〉研究》：【释名】弘景曰，处处有之。近根处有白茸，状似白头老翁，故以为名。【集解】颂曰，其苗有风则静，无风而摇，与赤箭、独活同也。鲜明特征。

2.《金世元中药材传统鉴别经验》：【附注】除正品白头翁外，还有下列同属科植物的根在不同地区作白头翁入药，如兴安白头翁、朝鲜白头翁、细裂白头翁、蒙古白头翁。所以说其“名多品众”。【生产概况】白头翁均为野生，喜生海拔低且干燥山坡。本品只生山区，出山口 1000 米处即难以寻到。

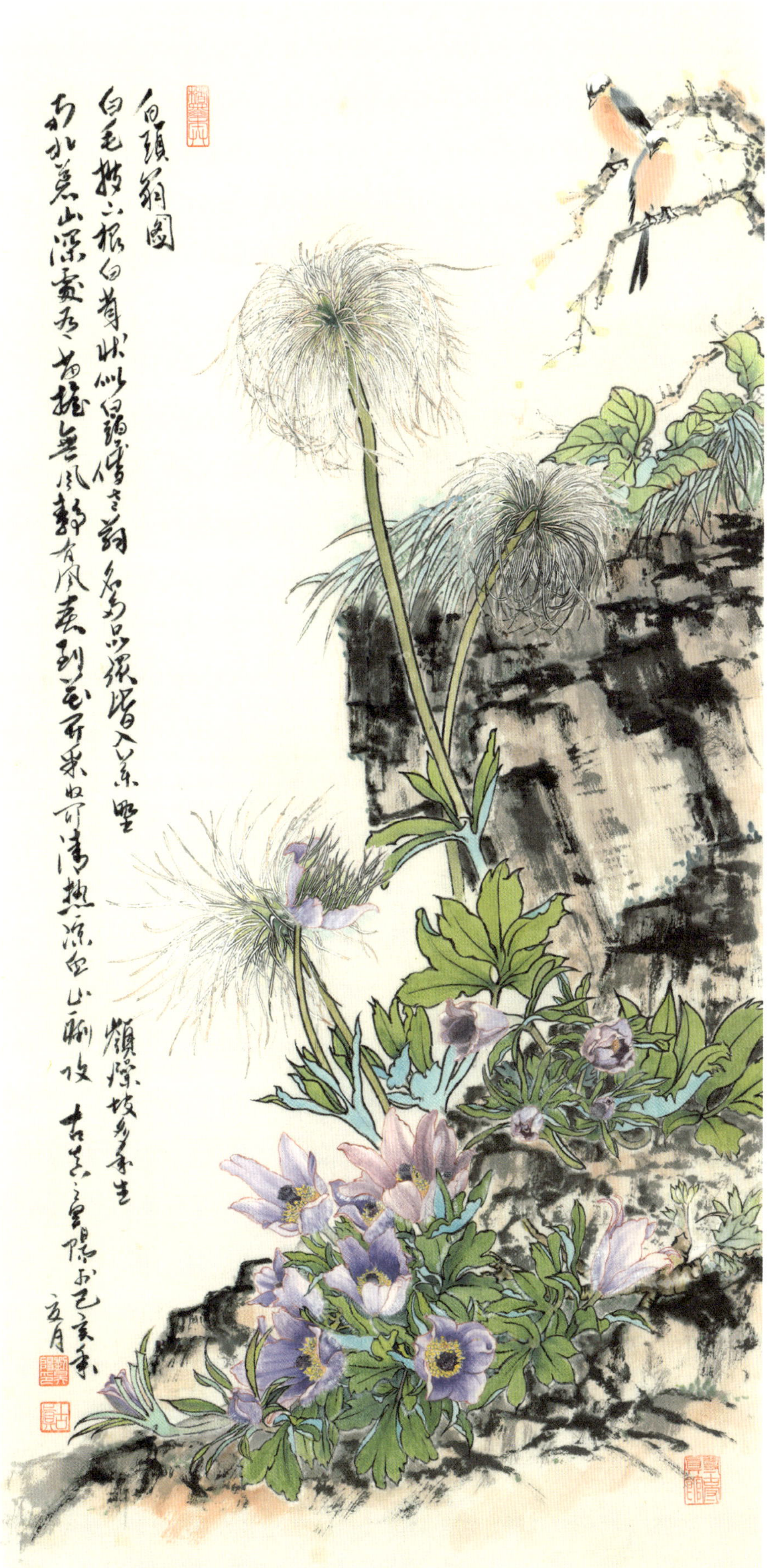

图解：

1. 画面多株示不同生长状态，且两两相携，示偕老相伴之意。
2. 其他示其生于低山山坡草地，林缘或干旱多石的坡地。

白 薇

其名缘由根细白，
直立蔓生薇须材。
近道处处多能见，
山坡林边可培栽。
直薇喜阴蔓薇反，
秋收根实夏花开。
首功轻清血虚热，
尤善产后此症排。

注解：

1.《中药大辞典》：基原为萝藦科白前属植物白薇或蔓生白薇的根。

2.《〈本草纲目〉研究》：【释名】时珍曰，微（本草纲目作“微”也），细也。其根细而白也。【集解】弘景曰，近道处处有之。

3.《金世元中药材传统鉴别经验》：【生产概况】两种白薇均为野生，白薇（直立白薇）多野生于山阴坡，蔓生白薇多野生低山向阳干燥山坡。

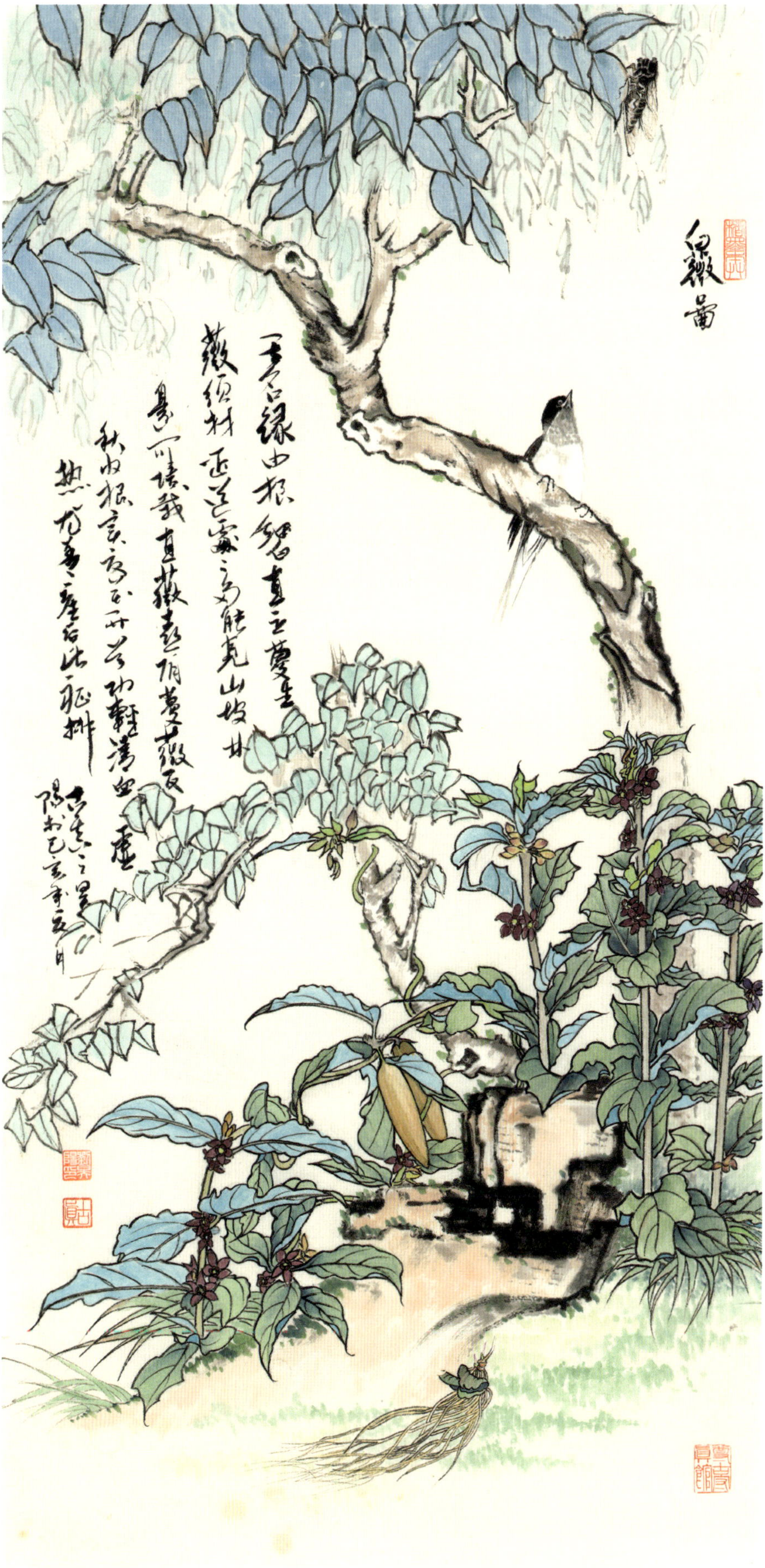

图解：

1. 画面左为蔓生白薇，右为白薇。
2. 衬物示其生于林缘、灌木丛并示其阴阳坡，并示花期为夏。

白　芷

芬芳同兰德，
亭亭生下泽。
香怡令步止，
名义取乎说。
来原杭及此，
秋播次暑割。
消痛诸风证，
蜀杭道地和。

注解：

1.《中药大辞典》：基原为伞形科当归属植物白芷和杭白芷的根。

2.《〈本草纲目〉研究》：【释名】时珍曰，生于下泽（川谷下泽），芬芳与兰同德。徐锴云，初生根干为芷，则白芷之义取乎此也（芷：表示香味令人止步的草）。

3.《金世元中药材传统鉴别经验》：【产地】其中以浙江杭白芷、四川川白芷质量为优，统称“道地药材”。

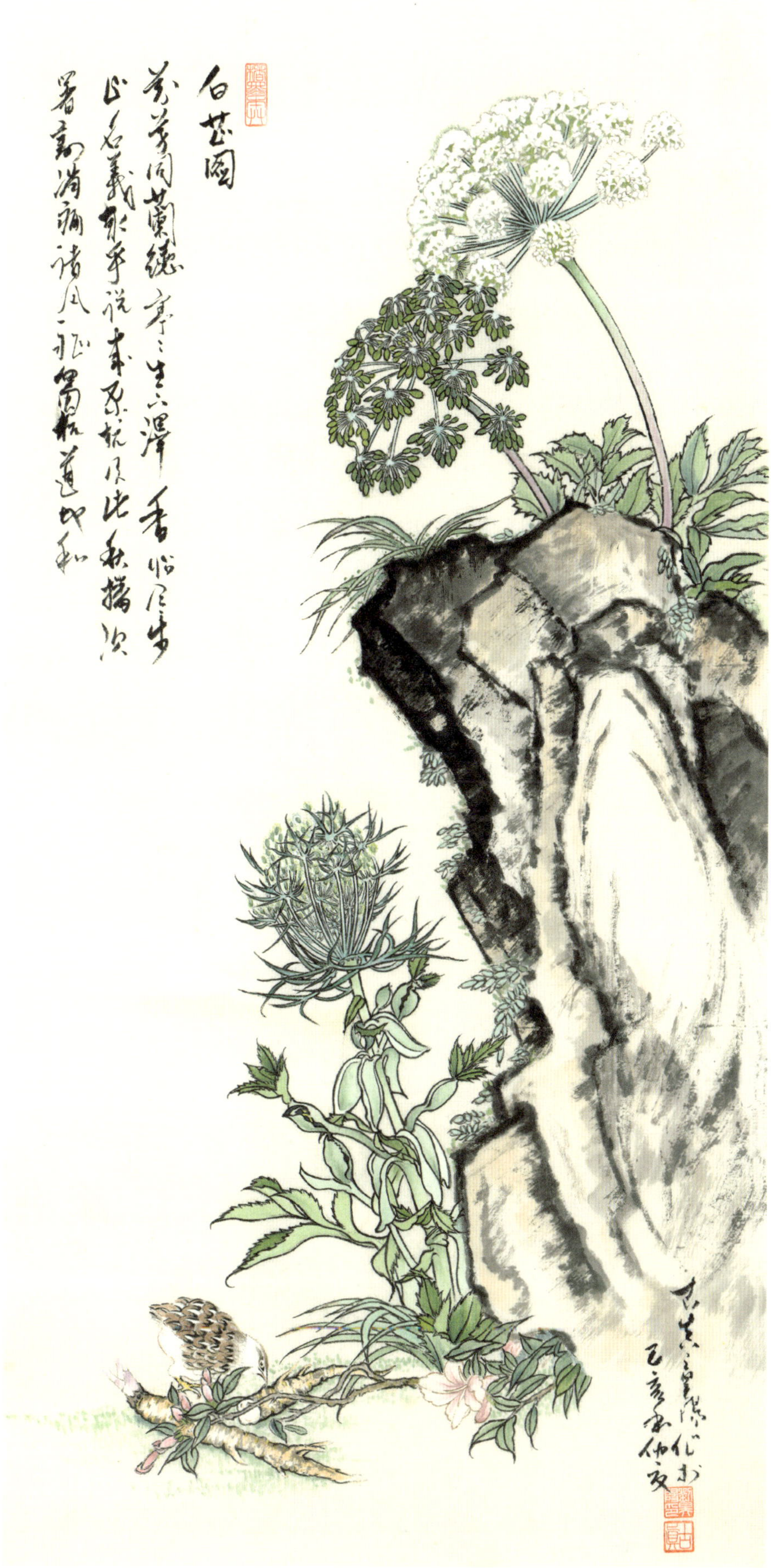

图解：

1. 画面上、下分别为白芷和杭白芷。
2. 衬花示白芷花期为夏，其他示其生于“川谷下泽”。

百　部

根如部伍百十连，
单窠众者苗地仙。
山谷竹丛皆有见，
直立对叶蔓生缠。
最宜春秋两季采，
纺锤粗根质实坚。
外用杀虫内肺泻，
尤善寒嗽久缠绵。

注解：

1.《中药大辞典》：基原为百部科百部属植物直立百部、蔓生百部或对叶百部等的根。

2.《〈本草纲目〉研究》：【释名】时珍曰，其根多者百十连属，如部伍然，故以名之。【修治】敩曰，或一窠八十三条者，号曰地仙苗。【发明】百部亦天门冬之类，故皆治肺病杀虫。但百部气温而不寒，寒嗽宜之。

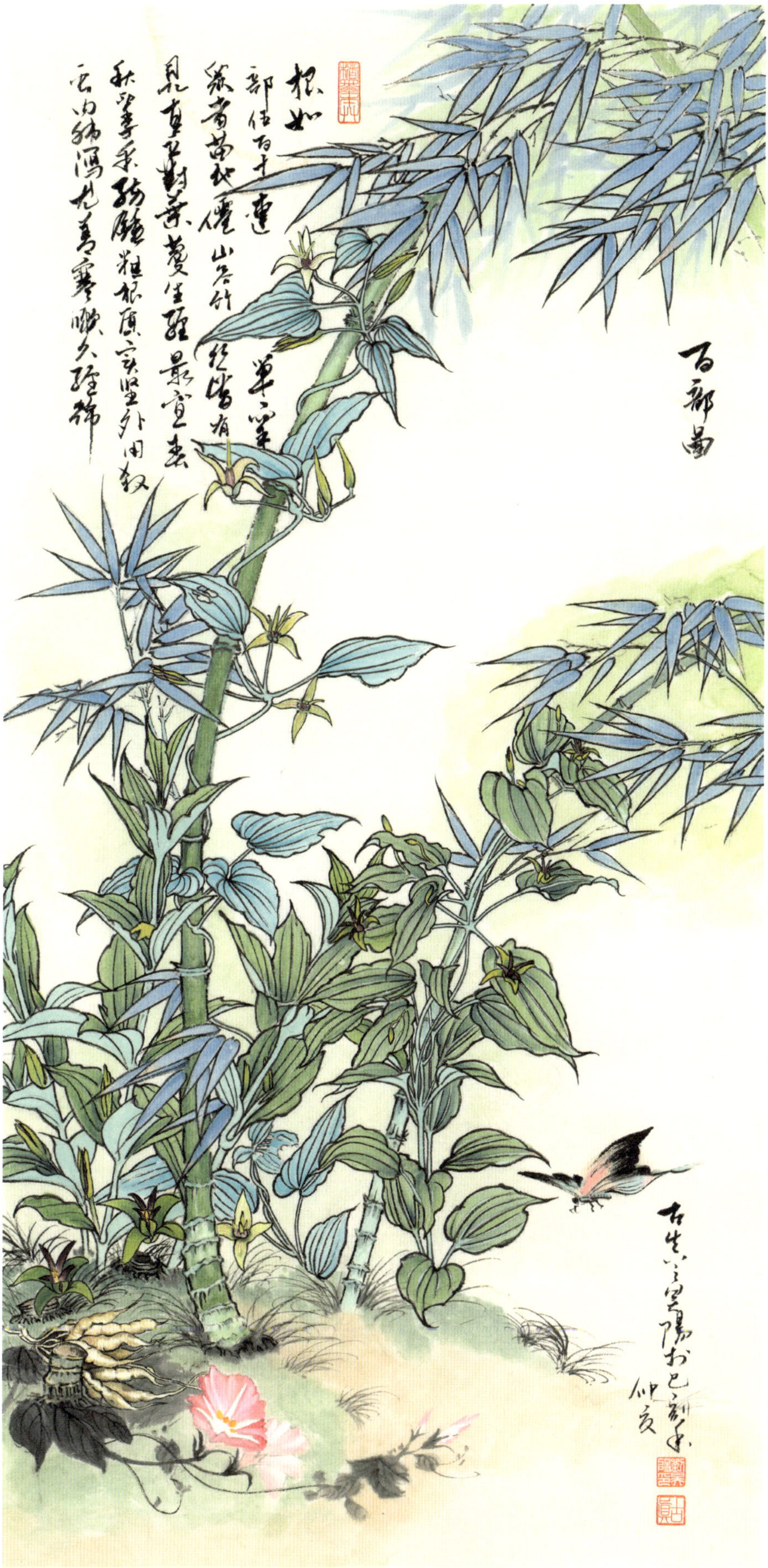

图解:

1. 画面从左至右分别为直立百部、对叶百部和蔓生百部。
2. 衬花示其花期为夏，其他示其生于灌木丛、竹林下。

百　合

白花垂拱百合仙，
其原山丹又卷丹。
名由此病或形意，
根叶花皆四向旋。
药食两用赏清逸，
医采鳞茎深秋间。
孤芳和平纷纭解，
近道处处均可观。

注解：

1.《中药大辞典》：基原为百合科百合属植物卷丹、百合、细叶百合（山丹）的鳞茎。

2. 白花此指百合，与下句共为基原。垂拱作百合花姿态状，原由千字文“垂拱平章”。

3.《〈本草纲目〉研究》：【释名】时珍曰，百合之根，以众瓣合成也。或云专治百合病（以神志恍惚，精神不定为主要表现的情志病）故名，亦通。此物花、叶、根皆四向。

4.《本草新编》：此物和平，有解纷纭之功，抚弱锄强，祛邪助正。

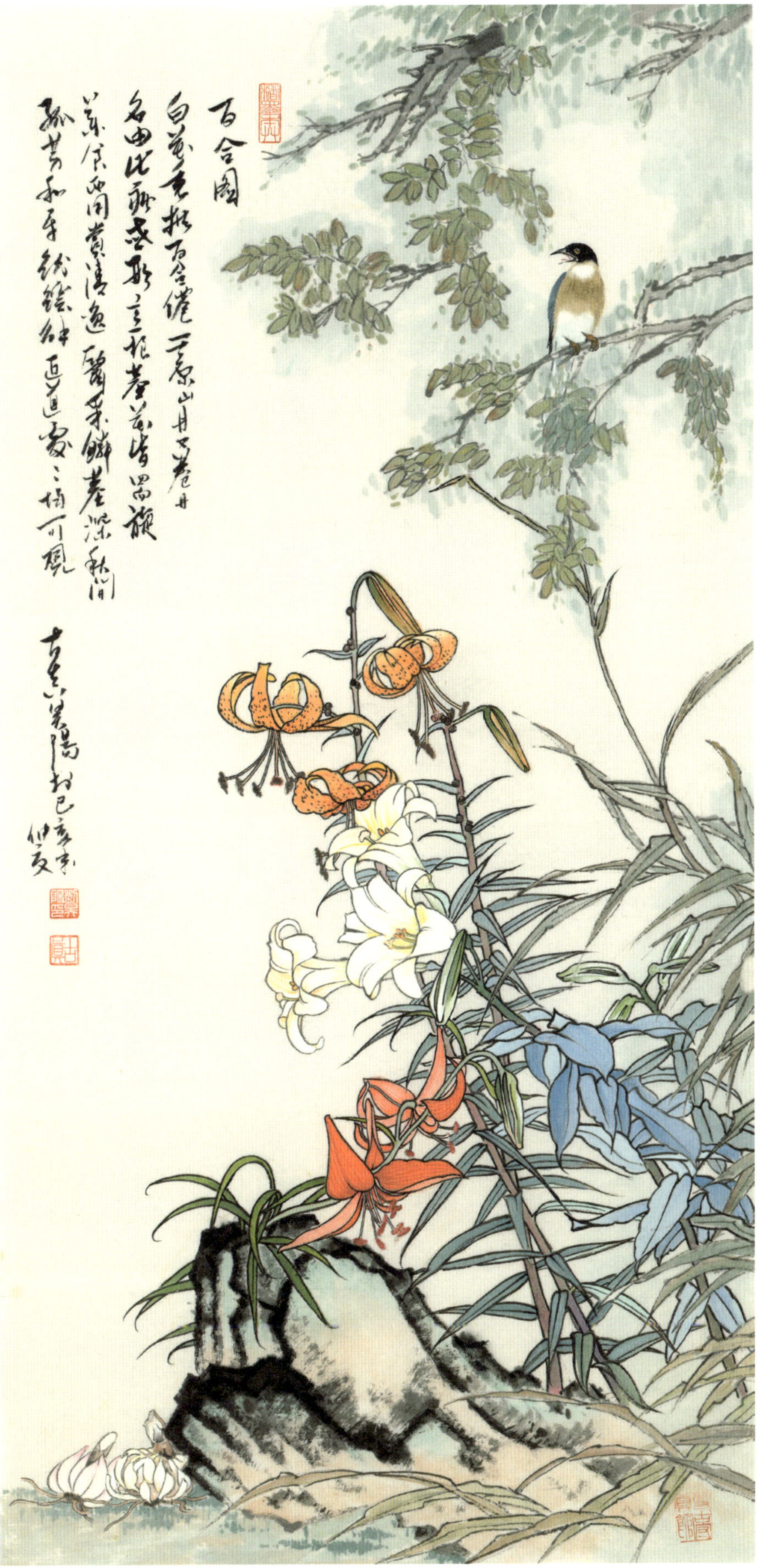

图解：

1. 画面上、中、下分别为卷丹、百合、细叶百合（山丹）。
2. 衬草示花期为夏秋，其他示其生于林缘路旁及山坡林下。

板蓝根

菘蓝燥根曰板蓝，
医轻南蓝重北蓝。
春播宜在霜前采，
夏种最佳霜后翻。
熟化腐土均可莳，
祛邪杀虫验不难。
昔用量微今用广，
辟瘟凉血解毒全。

注解：

1.《中药大辞典》：基原为十字花科菘蓝属植物菘蓝的根。

2.《金世元中药材传统鉴别经验》：【来源】原植物……药材名“菘蓝”或“北板蓝根”。南方部分地区习用爵床科植物马蓝的根及根茎，原植物为多年生草本，野生或栽培，药材名“马蓝”或“南板蓝根”。【产地】板蓝根在1949年以前用量不大，只有少数地区种植……已形成当今的热门药材。

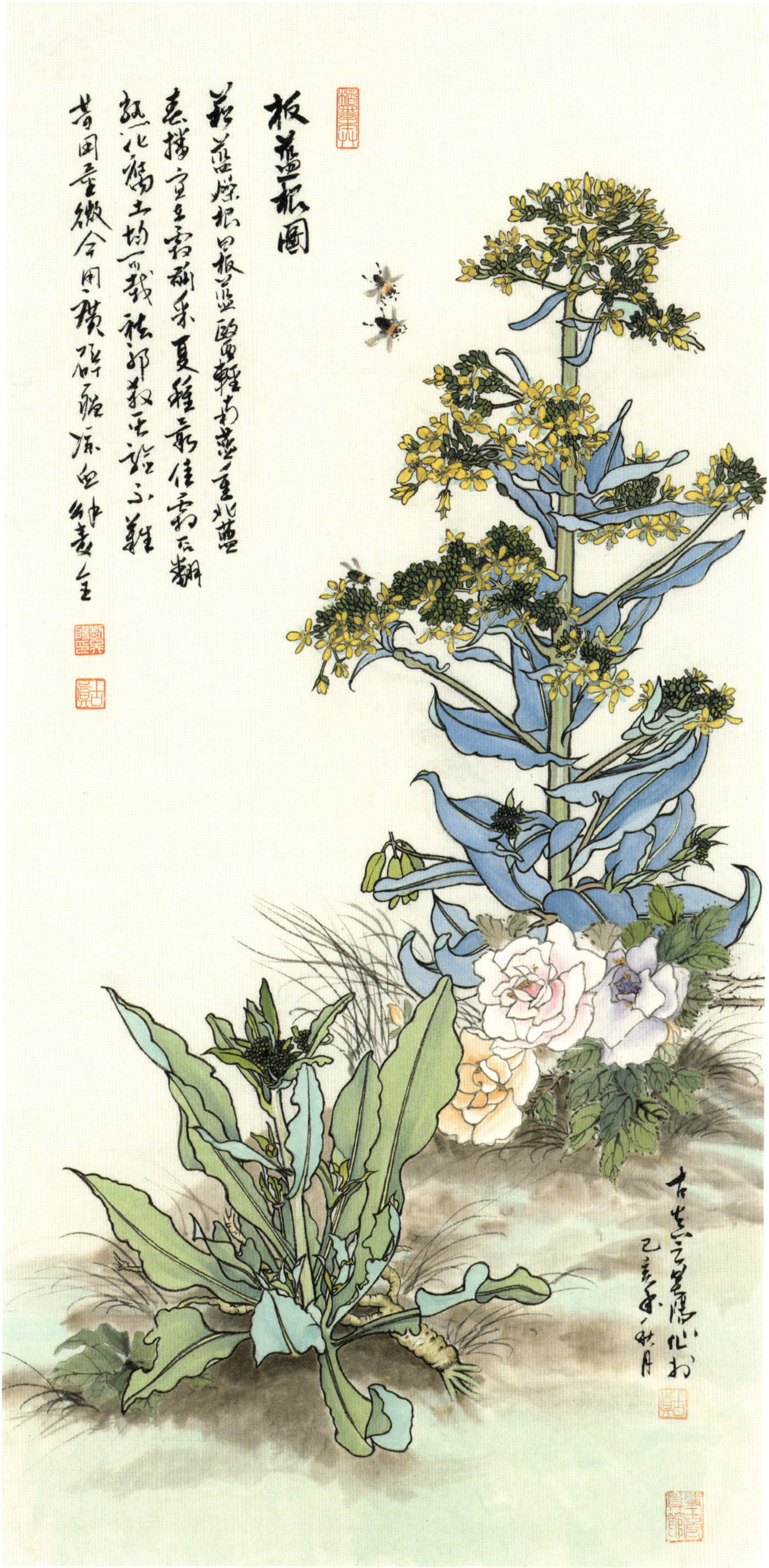

图解：

1. 两株示生长不同时期，花、蕾、果状。
2. 月季花衬示花期为夏，并示其生于地势平坦、灌溉方便、疏松砂质土壤。

半　夏

茎端三叶半夏生，
盖当夏半故得名。
水玉守田因形意，
野生栽培蜀地灵。
块茎内坚外洁皎，
入药姜生又法清。
佛焰苞共雌雄蕊，
痰分诸疾消无形。

注解：

1.《〈本草纲目〉研究》：【集解】苏颂曰，二月生苗一茎，茎端三叶，浅绿色。【释名】时珍曰，礼记月令，五月半夏生。盖当夏之半也，故名。守田会意，水玉因形（皆别名）。【发明】时珍曰，半夏能主痰饮。

2.《金世元中药材传统鉴别经验》：【产地】以四川产量大，质量好。

3.《中药大辞典》：【原植物】佛焰苞……雄花着生于肉穗花序上部，雌花生于基部。【炮制】生半夏（洗净、干燥，捣碎，多外用）；清半夏（矾泡、煮、腌，降毒性，以燥湿化痰为主）；姜半夏（姜矾煮制、腌制、蒸制及姜炒等，以温中化痰降逆止呕为主）；法半夏（石灰甘草制，调脾和胃）。

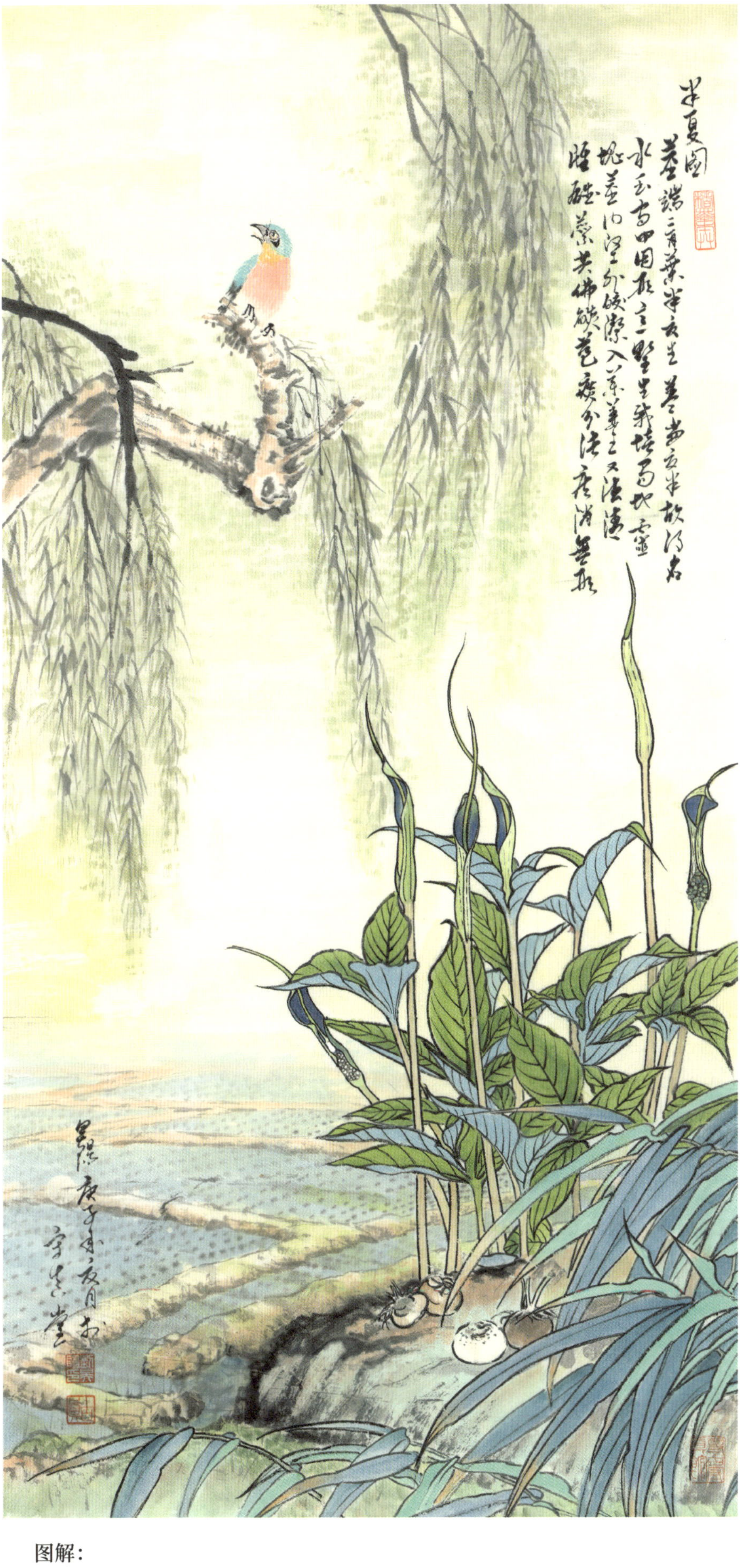

图解：

画面柳示花期为夏，草丛、田边、河边及疏林下示其生长环境。

北豆根

藤本防己科，
蔓生蝙蝠葛。
根名由山豆，
功效莫同说。
北方多处有，
细长不易折。
清热止肠痢，
今医别具格。

注解：

1.《中药大辞典》：基原为防己科蝙蝠葛属植物蝙蝠葛的根茎。
2. 本品历代本草均无记载。为了区别豆科植物山豆根，故《中国药典》（1977年版）称此为“北豆根”，用以区别。
3.《〈本草纲目〉研究》：山豆根条【释名】苏颂曰，其蔓如大豆，因以为名。
4.《金世元中药材传统鉴别经验》：【产地】产于东北、华北、山东及北京等地。

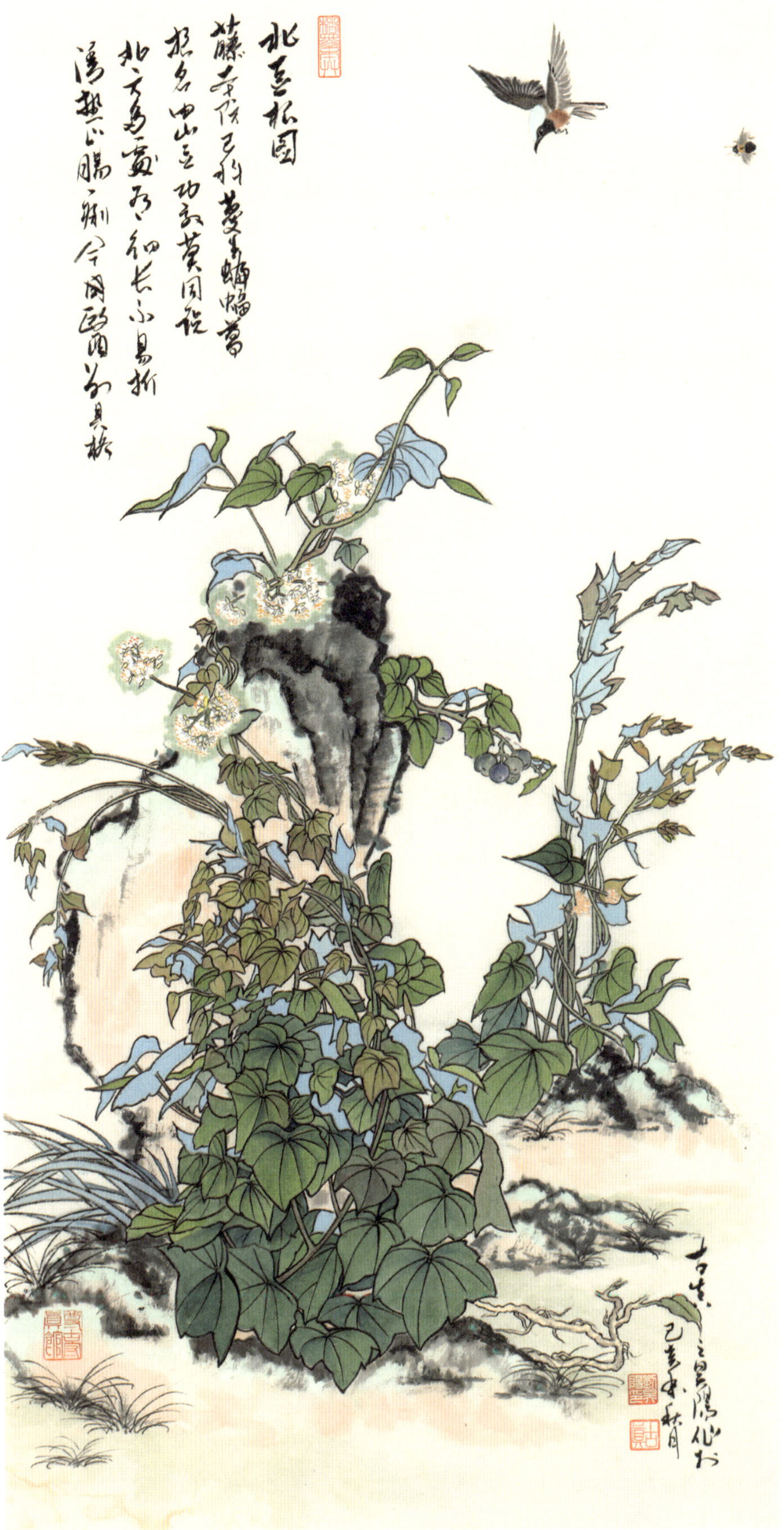

图解：

1. 画面示北豆根的苗状、花状、果状。
2. 衬草示花期为夏，其他示其生于灌丛、田边、路旁及石砾滩地，或攀缘于岩石上。

北沙参

此品古混明始白，
嫩叶可食根药材。
野于海边滩涂处，
栽培沙壤近海怀。
医言沙参北效好，
莱阳胡城尊名牌。
配忌藜芦反防已，
今用主攻肺阴霾。

注解：

1.《金世元中药材传统鉴别经验》：【历史】沙参古代无南北之分，明以前所用的沙参均为桔梗科沙参属植物的根，即今之南沙参。至明代，倪朱谟在《本草汇言》中始见“真北沙参”之名。蒋仪在《药镜》中首以北沙参立条。【产地】以莱阳胡城村产品质量最佳，称为“道地药材”。

2.《本草从新》：恶防已，反藜芦。

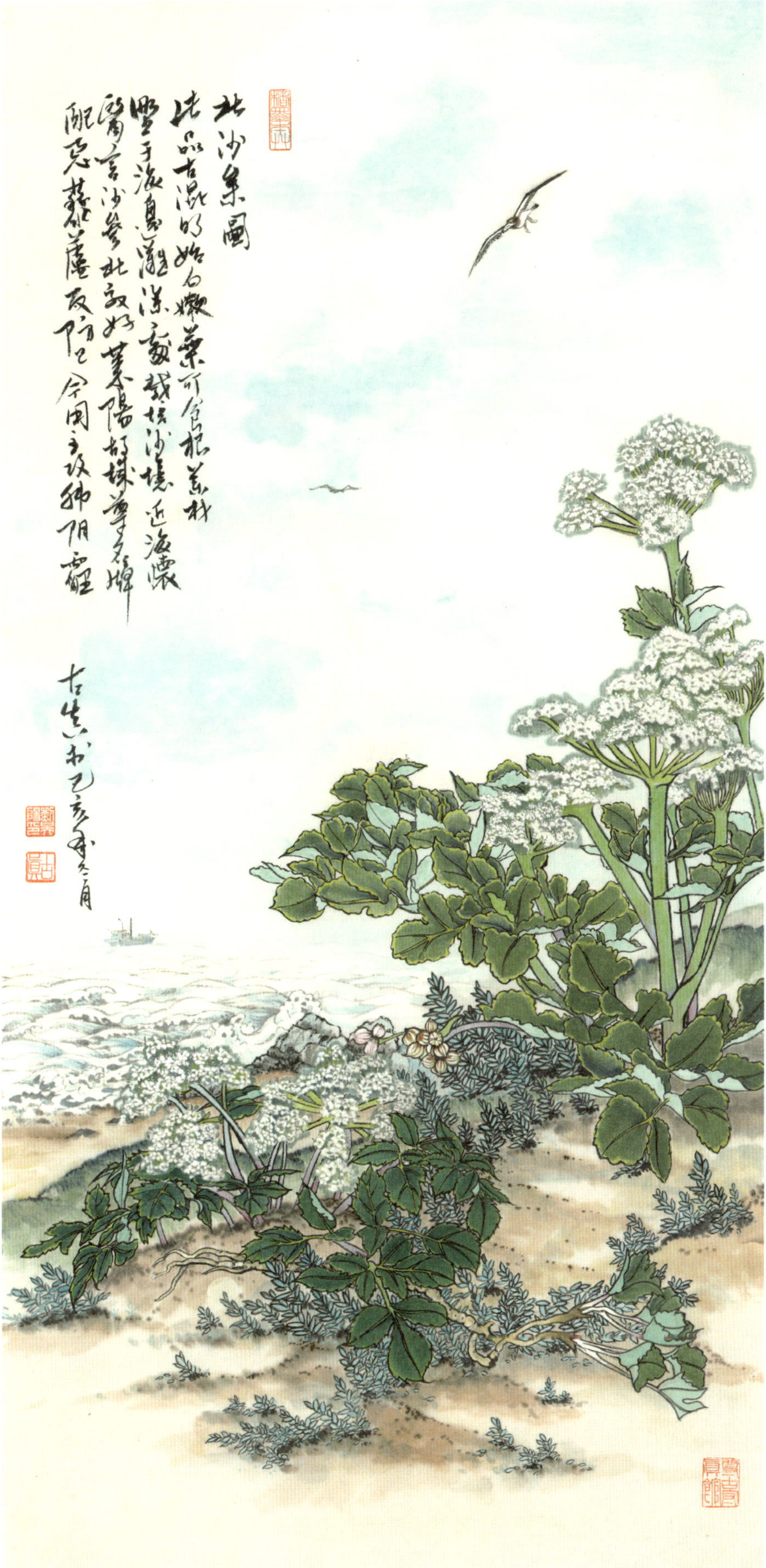

图解：

1. 画面两丛分别示其花状、果状。
2. 衬草示花期为夏，其他示其生于海岸沙地、沙滩。

萆薢

缠绕蔓生似菝葜，
粉萆绵薢助医家。
江南疏林潮湿处，
穗状异株雌雄花。
萆薢名义仍未晓，
味苦性平秋冬挖。
粉萆黄白绵灰好，
其根长于风湿拿。

注解：

1.《〈本草纲目〉研究》：【释名】时珍曰，萆薢名义未详。【集解】萆薢蔓生，叶似菝葜而大如碗。

2.《金世元中药材传统鉴别经验》：萆薢基原一为粉萆薢，来源为薯蓣科植物粉背薯蓣的干燥根茎；二为绵萆薢，来源为薯蓣科植物绵萆薢或福州薯蓣的干燥根茎。【品质】粉萆薢……根茎色黄白者为佳。绵萆薢……根茎色灰白者为佳。

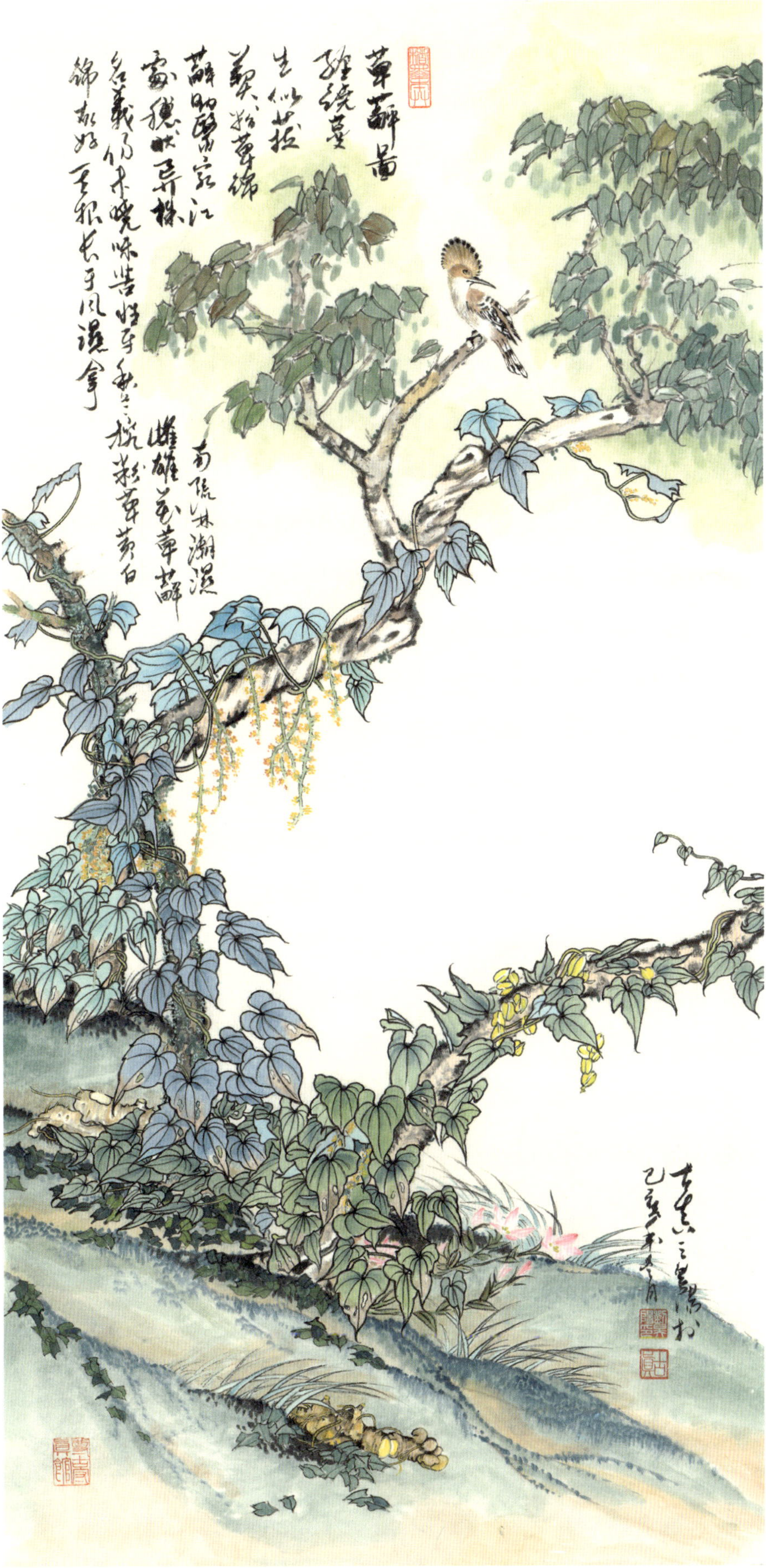

图解：

1. 画中右侧为粉萆薢雌雄异株左旋缠绕；左侧两株为绵萆薢各雌雄也，交缠向上。
2. 衬花示花期为夏，入药鲜根色分黄、灰。其他示其生于山坡疏林下、较阴湿山谷中。

苍 术

术有赤白宋始明，
苍别南北不易清。
主治虽近性味差，
南术功用称山精。
其原本品茅关北，
根如老姜茎蒿同。
苦辛无毒性温燥，
久服轻身延寿龄。

注解：

1.《中药大辞典》：基原为菊科苍术属植物茅苍术、北苍术、关苍术的根茎。

2.《〈本草纲目〉研究》：术条【集解】时珍曰，自宋以来，始言苍术苦辛气烈，白术苦甘气和，各自施用，亦颇有理。苏颂曰，术……茎作蒿干状，青赤色。【释名】赤术、山精。故苍术即赤术也。

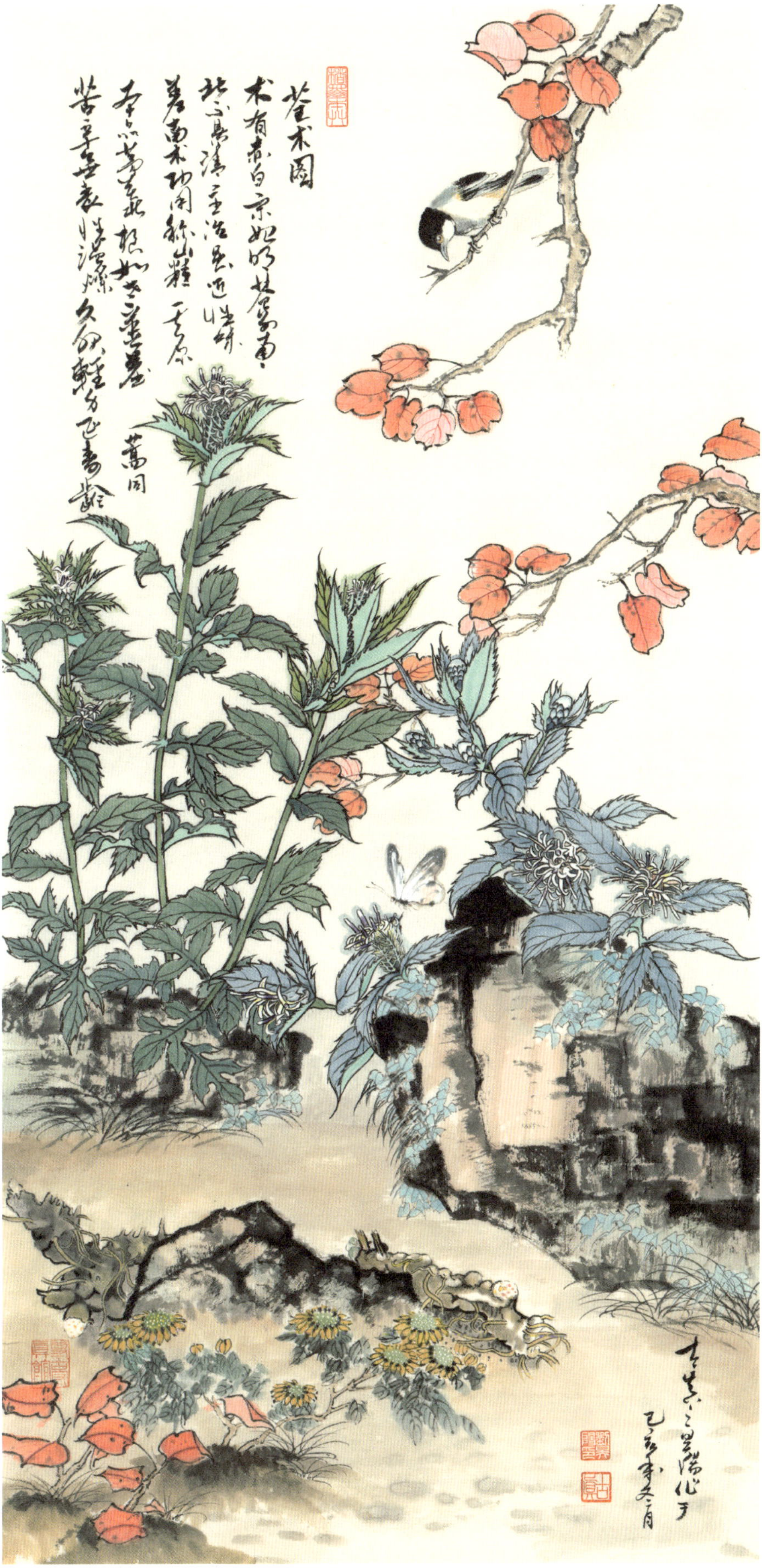

图解：

1. 画面最高处是关苍术，下面左侧是北苍术、右侧是茅苍术。
2. 衬花、叶示其花期为秋，其他示其生于山坡、林缘、草丛或灌木间。
3. 南苍术根断面散有许多橙黄色或棕红色油点，习称“朱砂点”。遇水湿断面暴露稍久，可析出白色毛状晶体，习称“起霜”（即析出苍术醇，此为本品特征）。

草　乌

来源北乌及乌头，
类乌之头名缘由。
多生阴山溪流岸，
耿介拔俗秋采收。
入药辛温毒根块，
寻蹊达径湿痹丢。
煎汁毒巨称射罔，
风顽急疾宜慎投。

注解：

1.《中药大辞典》：基原为毛茛科乌头属植物乌头（野生种）、北乌头等的块根。
2.《〈本草纲目〉研究》：乌头条【释名】时珍曰，乌头之野生于它处者，俗谓之草乌头……草乌头取汁，晒为毒药，射禽兽，故有射罔之称。普曰，乌头，形如乌之头也。【发明】时珍曰，非风顽急疾不可轻投。
3.《金世元中药材传统鉴别经验》：【采收加工】秋季茎叶枯萎时采收。

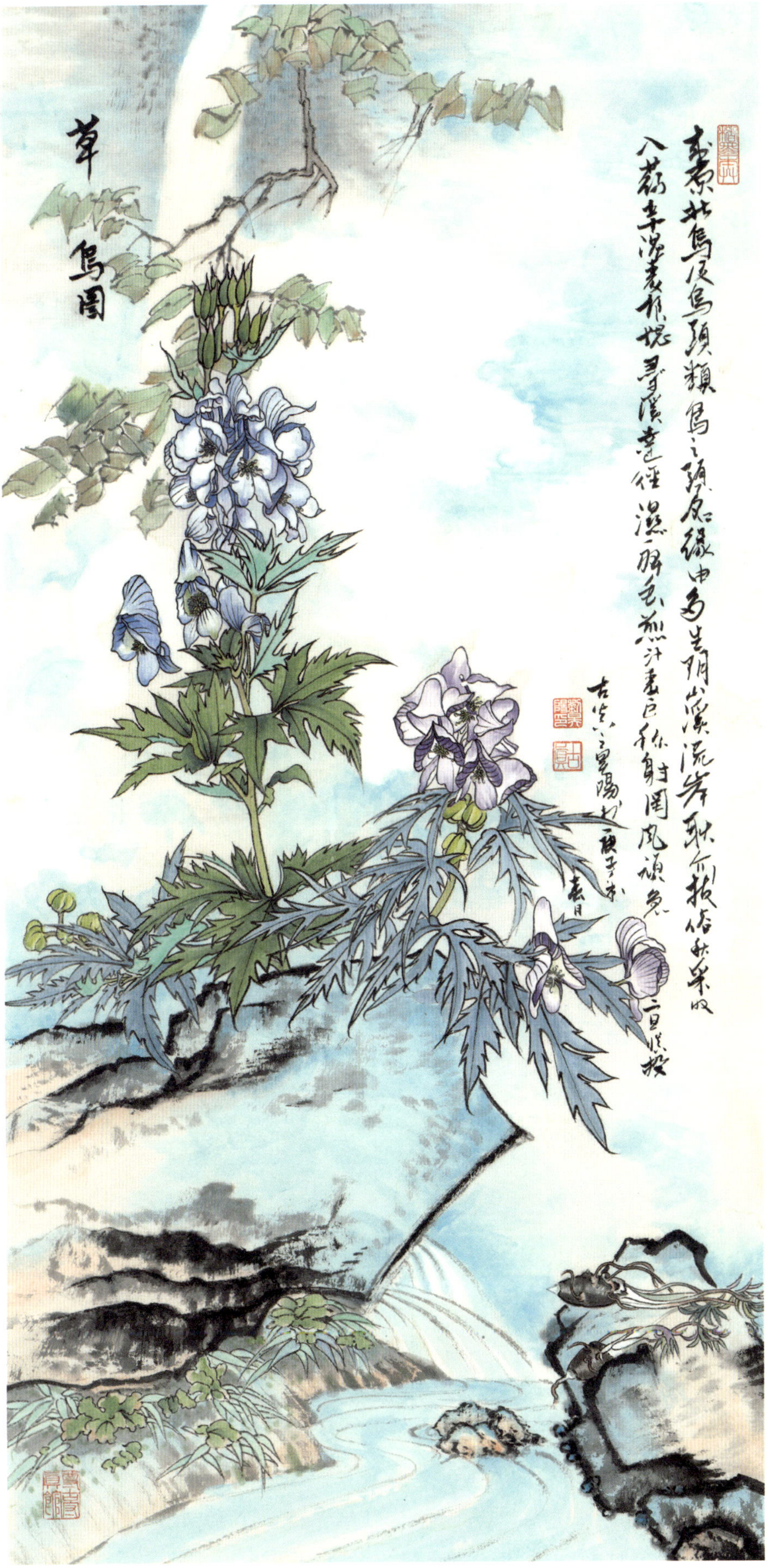

图解：

1. 画面左侧为乌头（野生品），右侧为北乌头。
2. 《〈本草纲目〉研究》：【集解】飞鸟触之堕，走兽遇之僵，故不绘鸟虫类应植株有毒。
3. 衬草示花期为夏秋，其他示其喜生高山阴坡，溪流岸边及凉爽阴湿环境。

柴 胡

缘由茈胡其根名，
宋始图经易此称。
来源狭叶兼本品，
南红北黑尊五行。
近道燥坡常可见，
野少家种两年精。
苗嫩可如老柴用，
解散表里辨分清。

注解：

1.《中药大辞典》：基原为伞形科柴胡属植物柴胡或狭叶柴胡的根。

2.《〈本草纲目〉研究》：茈胡条【释名】时珍曰，茈胡生山中，嫩则可茹（吃），老则采而为柴……而根名柴胡也。

3.《金世元中药材传统鉴别经验》：【历史】本品始载于《神农本草经》，列为上品，原名“茈胡”。至宋代《本草图经》始易其名为“柴胡”。【来源】柴胡、狭叶柴胡，根据二者形态不同，前者习称“北柴胡、硬柴胡、黑柴胡”，后者习称“南柴胡、软柴胡、红柴胡”。

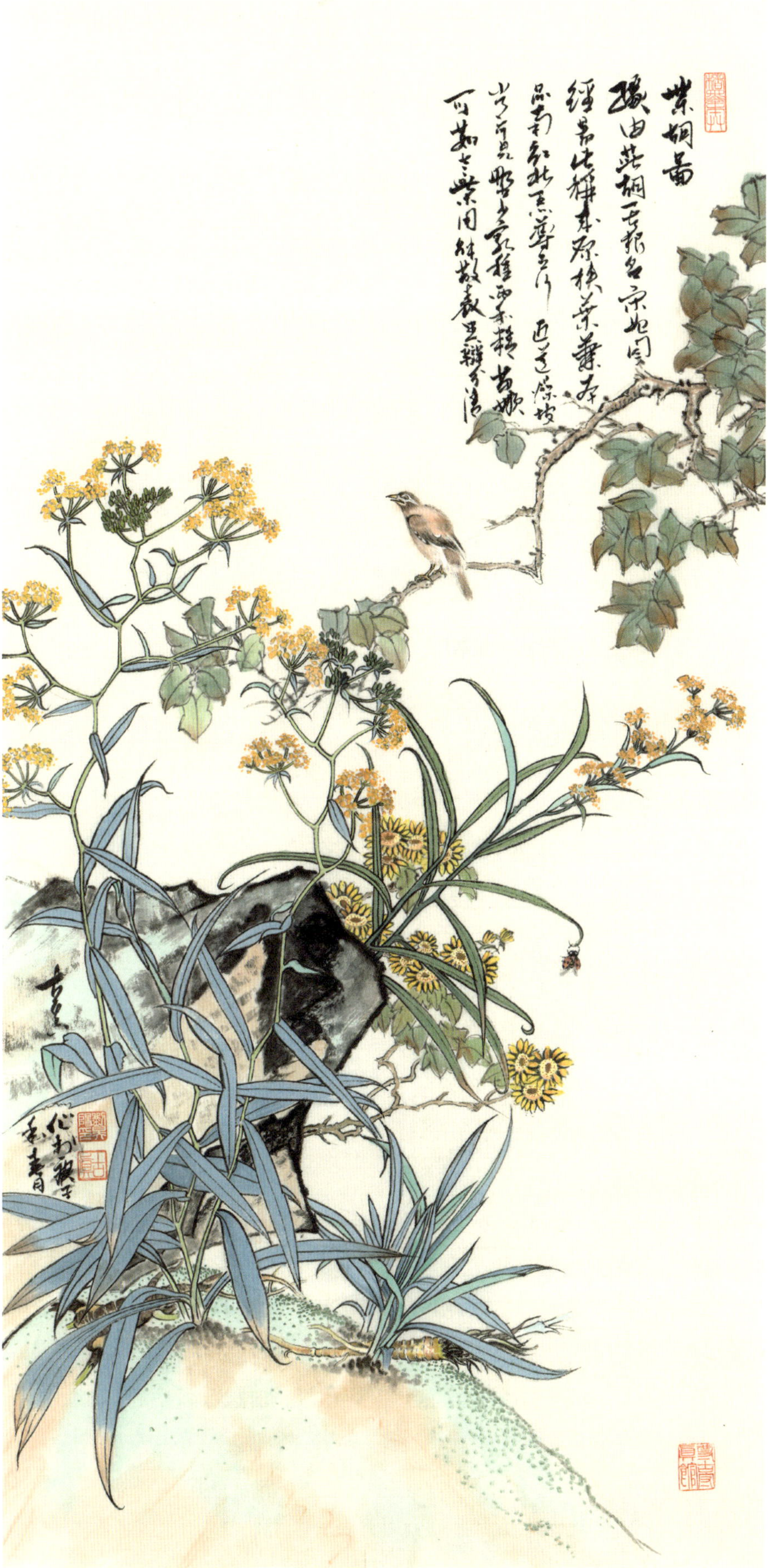

图解:

1. 画面前后分别为柴胡和狭叶柴胡全株，主要以叶别之。
2. 鲜根左右分别为柴胡根及狭叶柴胡根。
3. 衬花示花期为秋，其他示其生于旱荒山坡、路边、林缘灌丛或草丛中。

赤　芍

芍药赤白别始梁，
赤白随花泻补详。
其原川芍并芍药，
内蒙多伦最效强。
绰约单叶根生用，
糟皮粉碴质优良。
微寒苦酸藜芦忌，
秋收散邪瘀血方。

注解：

1.《中药大辞典》：基原为芍药科芍药属植物芍药、川赤芍的根。

2.《〈本草纲目〉研究》：芍药条【释名】时珍曰，芍药，犹绰约也。绰约，美好貌……俗呼赤者为木芍药，与牡丹同名也。【集解】时珍曰，其品凡三十余种，有千叶、单叶……入药宜单叶之根，气味全厚。根之赤白，随花之色也。从芍药目。【发明】时珍曰，赤芍药散邪，能行血中之滞。

3.《金世元中药材传统鉴别经验》：【历史】芍药赤白之分始自梁代《本草经集注》。成无己《注释伤寒论》云，“白补而赤泻，白收而赤散”。【产地】赤芍以内蒙古多伦野生品为佳……为著名的道地药材“多伦赤芍”。【品质】糟皮粉碴者为佳。【注意】不宜与藜芦同用。

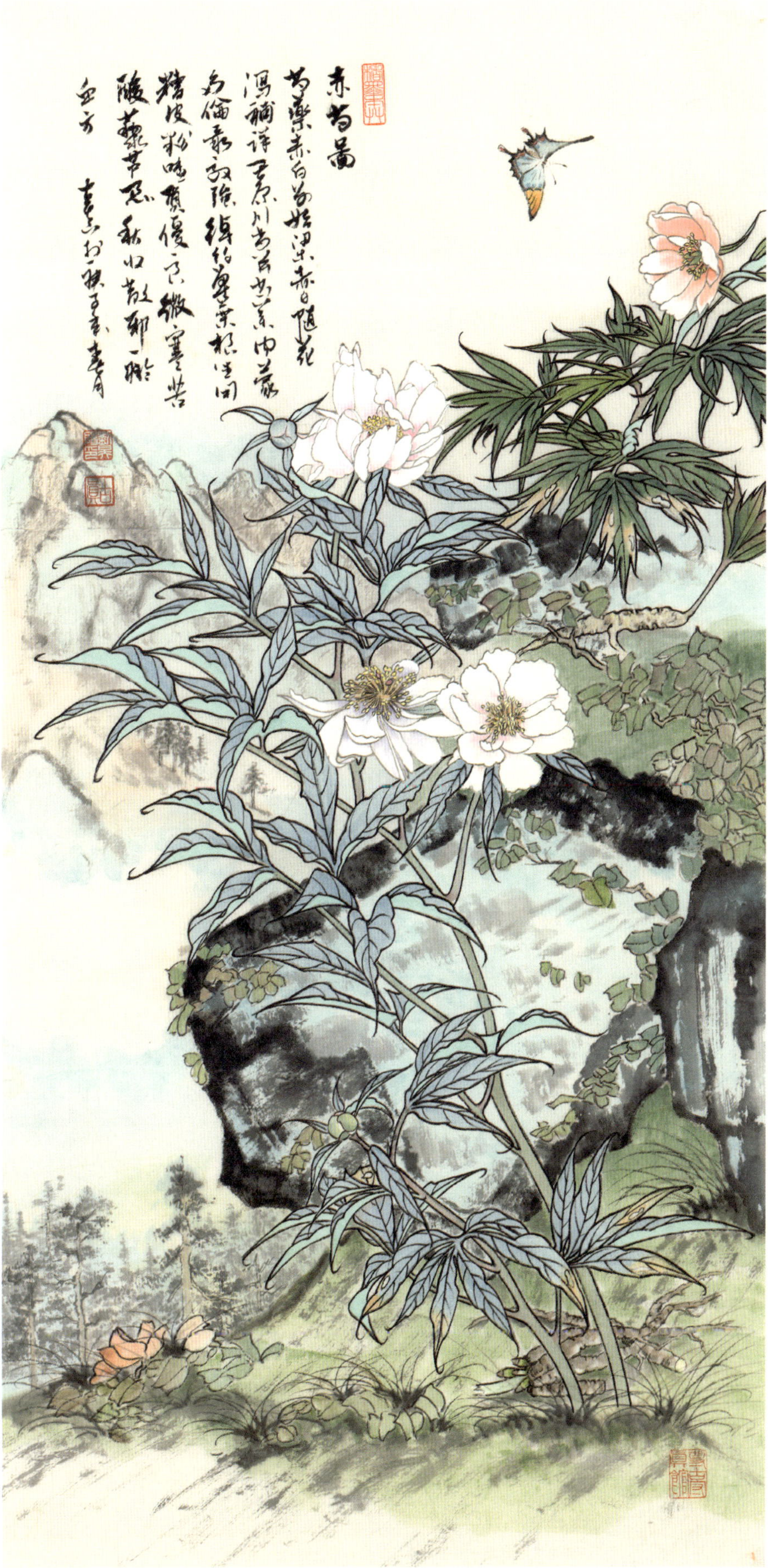

图解：

1. 画面上侧为川赤芍，下侧为芍药。
2. 衬叶示花期为夏，其他示其生于海拔 1800 ～ 3700 米的山坡疏林或林边路旁。

重 楼

其原七叶一枝花，
兼有华滇蚤休辖。
名由全株并功用，
痈疽热毒似拈拿。
相叠如楼二三层，
一茎七叶状奇葩。
喜阴湿地坡栽种，
三年五载根精华。

注解：

1. 《中药大辞典》：基原为百合科重楼属植物华重楼、云南重楼或七叶一枝花的根茎。
2. 《〈本草纲目〉研究》：蚤休条【释名】时珍曰，虫蛇之毒，得此治之即休，故有蚤休、螫休诸名。重台、三层，因其叶状也。金线重楼，因其花状也。甘遂，因其根状也。紫河车，因其功用也。【集解】时珍曰，痈疽如遇者，一似手拈拿。

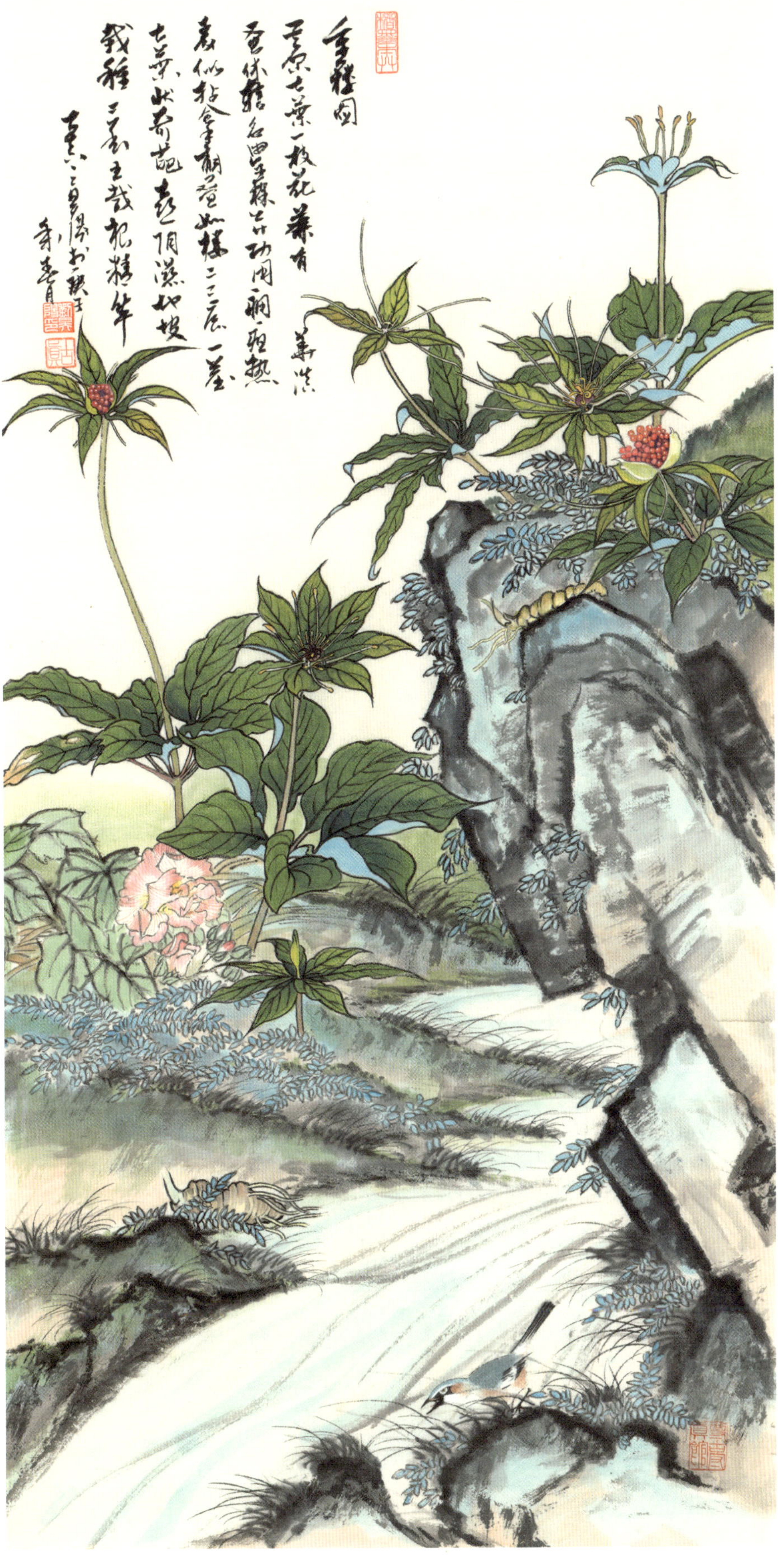

图解：

1. 画中由左至右分别为华重楼、云南重楼、七叶一枝花。七叶一枝花在上示其生于海拔最高。
2. 石上两株根似，故绘一根代之。
3. 衬花示其花期为夏，其他示其生于山坡林下荫处或沟谷边的草地阴湿处。

川贝母

暗紫梭砂岷蜀原，
更有诸贝滞当前。
名因形类聚贝子，
川贝学敏始称传。
佳品高原野为主，
喜湿耐冷混林间。
温高苗枯根夏采，
甘苦反乌化肺痰。

注解：

1.《中药大辞典》：基原为百合科贝母属植物川贝母、暗紫贝母、梭砂贝母、甘肃贝母等的鳞茎。

2.《金世元中药材传统鉴别经验》：【附注】《中国药典》中规定一物一名……不了解还有什么平贝母、伊贝母和湖北贝母之类。这就造成诸贝积压滞销，而川贝母货源长期不足的现象。【生产概况】川贝母喜冷凉气候条件。【历史】清代，赵学敏在《本草纲目拾遗》中指出，“土贝形大如钱，独瓣不分，与川产迥别”。始将川贝母与其他名称易混的贝母分开。【注意】不宜与乌头类药材同用。

3.《〈本草纲目〉研究》：贝母【释名】弘景曰，形似聚贝子故名贝母。

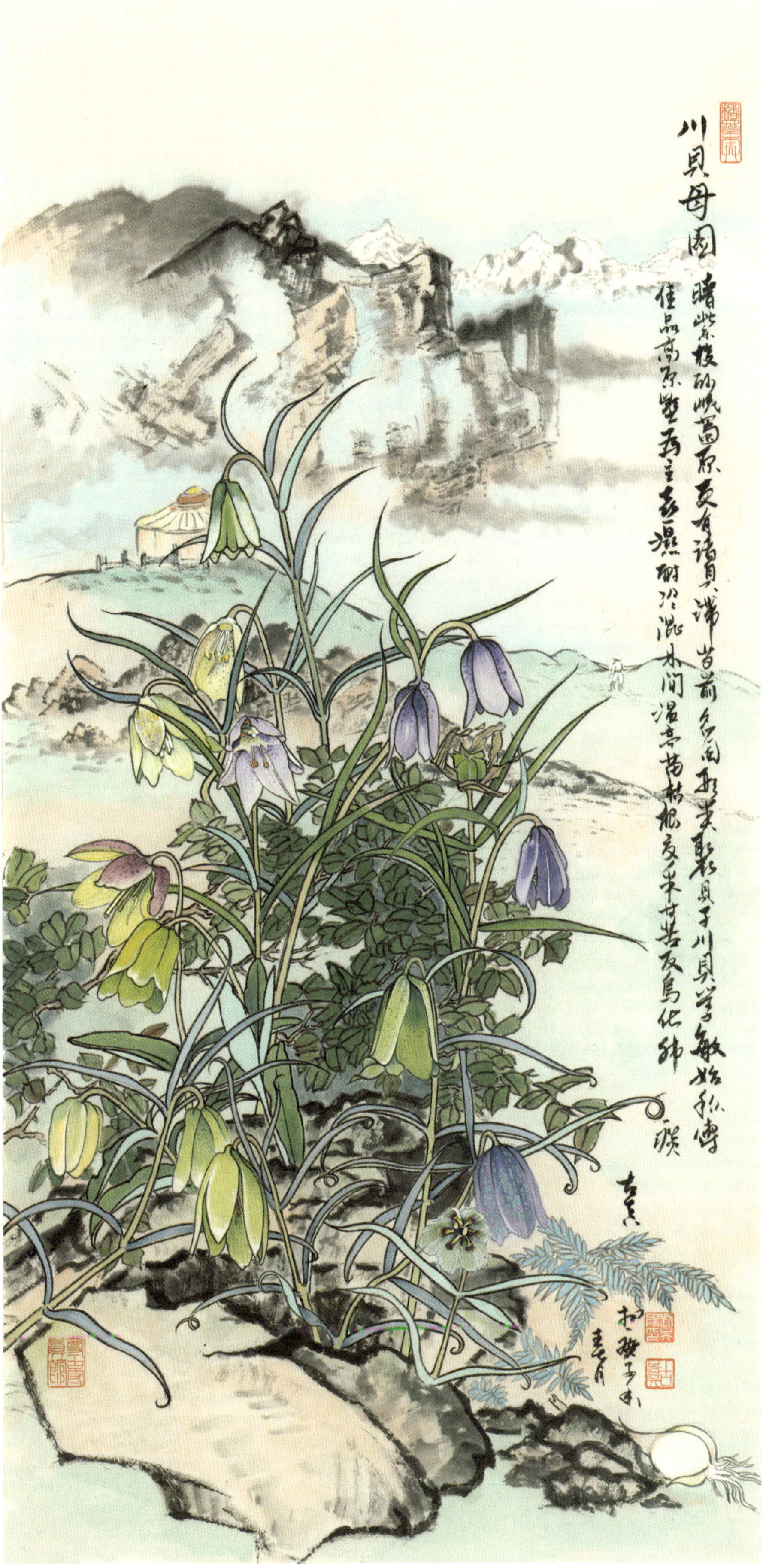

图解：

1. 画中由左至右分别为川贝母、梭砂贝母、甘肃贝母和暗紫贝母。
2. 四种鳞茎相似，以一茎示于右下。
3. 远处草坡示花期为夏。其他示其生于海拔 3200 ～ 4700 米的林下、灌木丛、草地、河滩、湿地或岩缝中。

川牛膝

苋科川牛膝，
明始入药籍。
喜凉高寒处，
栽莳野品惜。
蜀产天全好，
孕禁疏络宜。
性松根甚大，
流利骨节奇。

注解：

《金世元中药材传统鉴别经验》：【历史】“川牛膝”之名始见于明代《滇南本草》。《本草正义》曰，其形甚大，而性质空松……疏松脉络，流利骨节，其效颇著。【产地】以四川天全金河口栽培的历史悠久，产量大而质优。【注意】孕妇禁用。

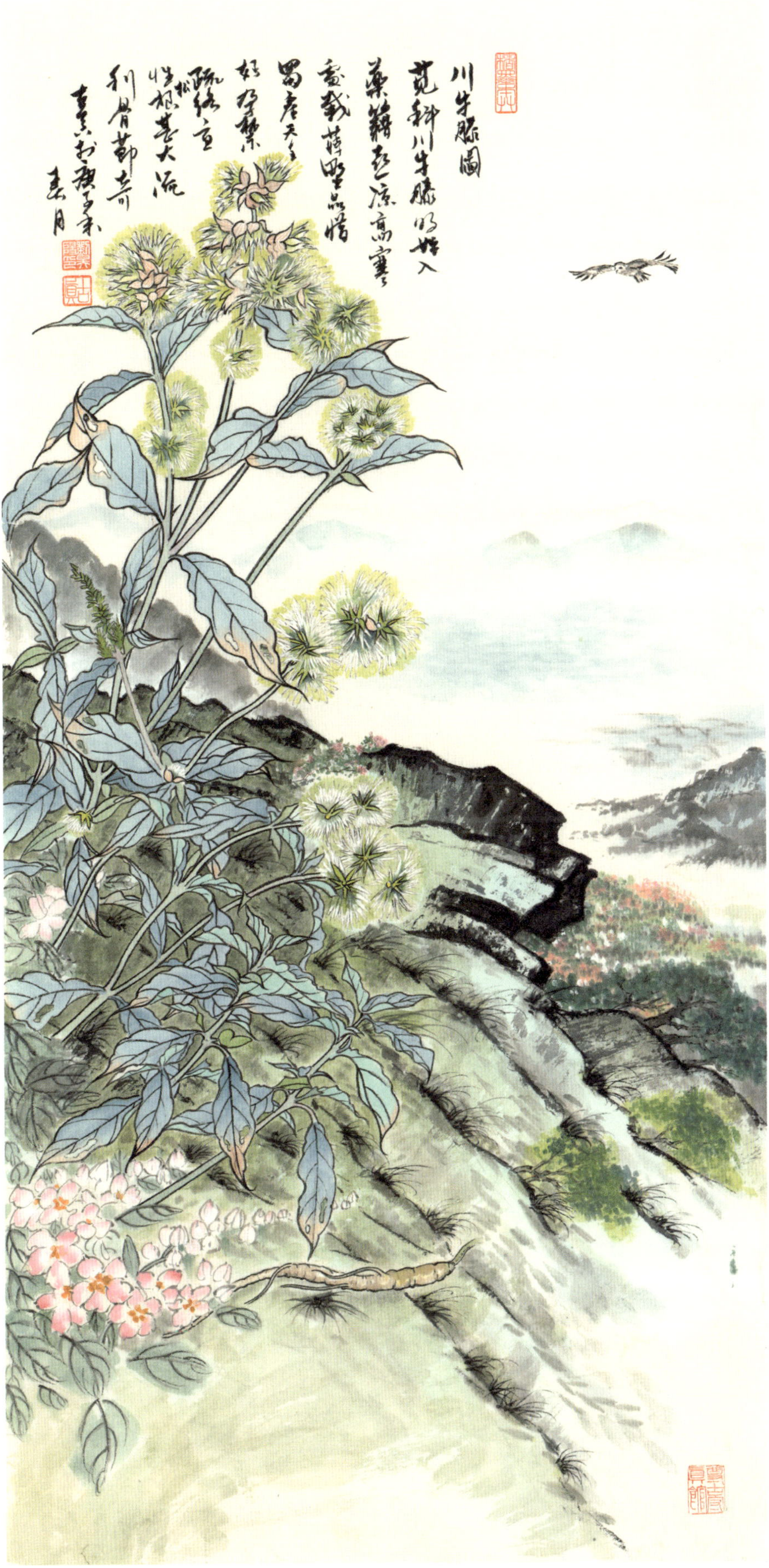

图解：

1. 衬花示花期为夏。
2. 一物多株示其丛生状和不同状态，其他示其喜凉爽湿润海拔 1200 ～ 2400 米的高寒山区栽培。

川 芎

芎出芎䓖义未详，
因地而名川中强。
医者用之贵格物，
道地蜀之石羊坊。
小满芒种收根采，
古今育苓皆未央。
可君可臣可佐使，
活血祛风跌打伤。

注解：

1.《〈本草纲目〉研究》：【释名】时珍曰，芎本作营，名义未详。或云，人头穹窿穷高，天之象也。此药上行，专治头脑之疾，故有芎䓖之名……出蜀中者，为川芎……皆因地而名。【发明】……故医者贵在格物也。

2.《金世元中药材传统鉴别经验》：【产地】川芎产地非常集中，主产四川都江堰市……以石羊场产品质量最优。【采收加工】栽培后于次年小满至芒种节气……挖取全株。【历史】时珍曰，蜀地少寒，人多栽莳。【生产概况】川芎系无性繁殖。种植方法为“育苓”与“栽种”两个阶段。意：川芎育苓从古到今一直未止，未断。

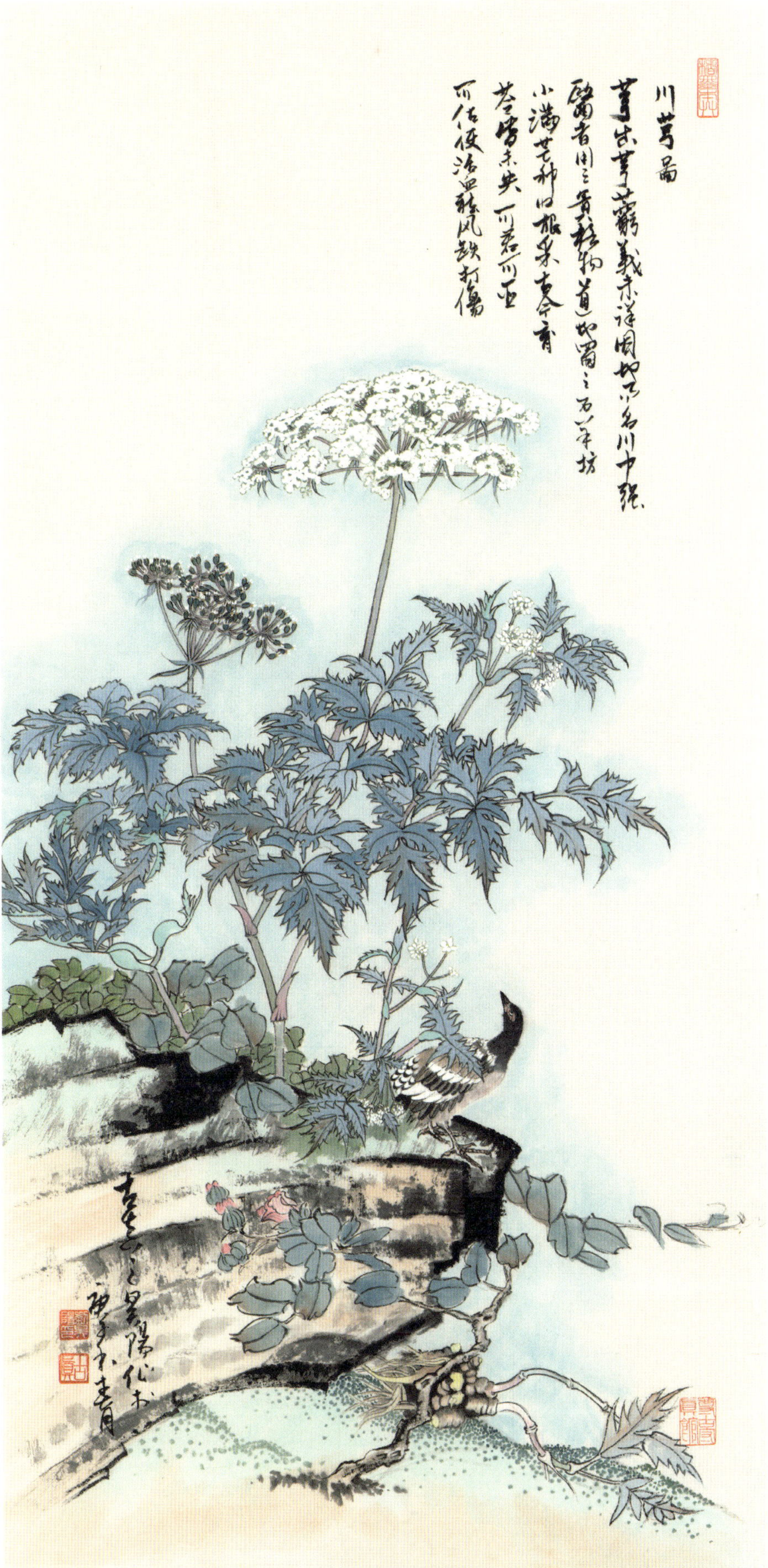

图解：

1. 一株分别示花状、果状、蕾状。
2. 衬叶示花期为夏，此品为栽培中药材，未见野生。

大 黄

其号因色功骏疾，
推陈致新戡定奇。
掌叶药用唐古特，
蓼科根茎锦纹宜。
冷凉高原生野品，
五经血分效无敌。
十大九糠慎取选，
苦寒虚症务询医。

注解：

1.《中药大辞典》：基原为蓼科大黄属植物掌叶大黄、唐古特大黄或药用大黄的根茎及根。

2.《〈本草纲目〉研究》：【释名】弘景曰，大黄，其色也。将军之号，当取其骏快也。杲曰，推陈致新，如勘定祸乱，以致太平，所以有将军之号。【发明】时珍曰，大黄乃……五经血分之药。【气味】时珍曰，凡病在气分，及胃寒血虚，并妊娠产后，并勿轻用。

3.《金世元中药材传统鉴别经验》：【生产概况】野生多分布于 2000 ~ 3700 米气候冷凉的高寒山区。【性状鉴别】注意本品在质量方面“十大九糠”。

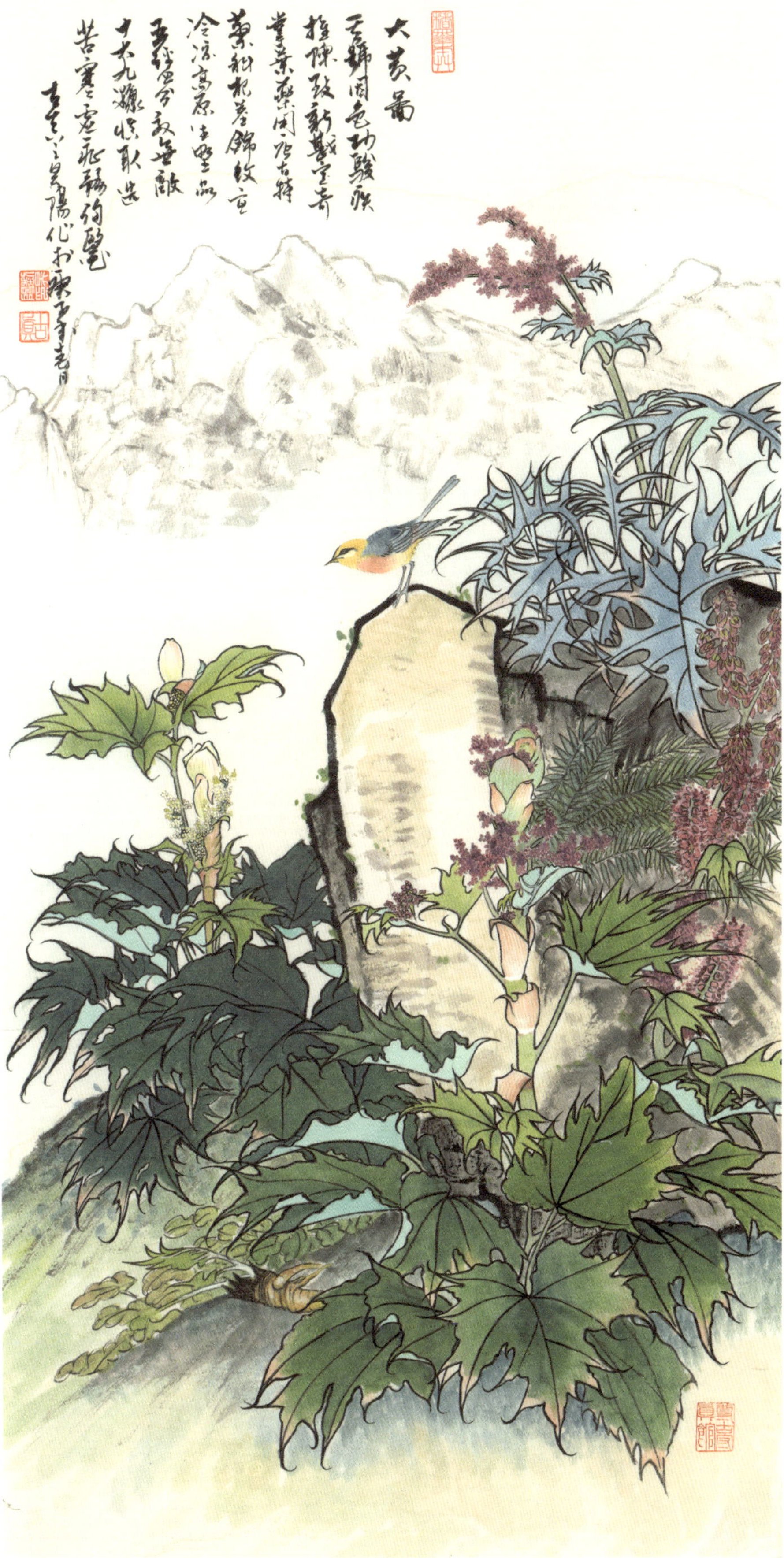

图解：

1. 画中由前到后分别为掌叶大黄、药用大黄、唐古特大黄。各示蕾、花、果状。
2. 根茎相似，故画一根代之。
3. 衬草、叶示草坡及花期为夏，其他示其野生于 2000 ～ 3700 米的高寒山区。

丹　参

丹参入心曰赤参，
唇形科属用其根。
五参皆尊五行理，
心与包络除烦温。
野品喜生阳坡谷，
秋收条粗性本真。
苦寒通经藜芦反，
今医提效更广深。

注解：

1.《〈本草纲目〉研究》：【释名】时珍曰，五参五色配五脏，丹参入心曰赤参。
2.《金世元中药材传统鉴别经验》：【生产概况】野生丹参喜生低山阳坡、溪谷。【采收加工】野生品以秋季采收者质量最好。【注意事项】不宜与藜芦同用。

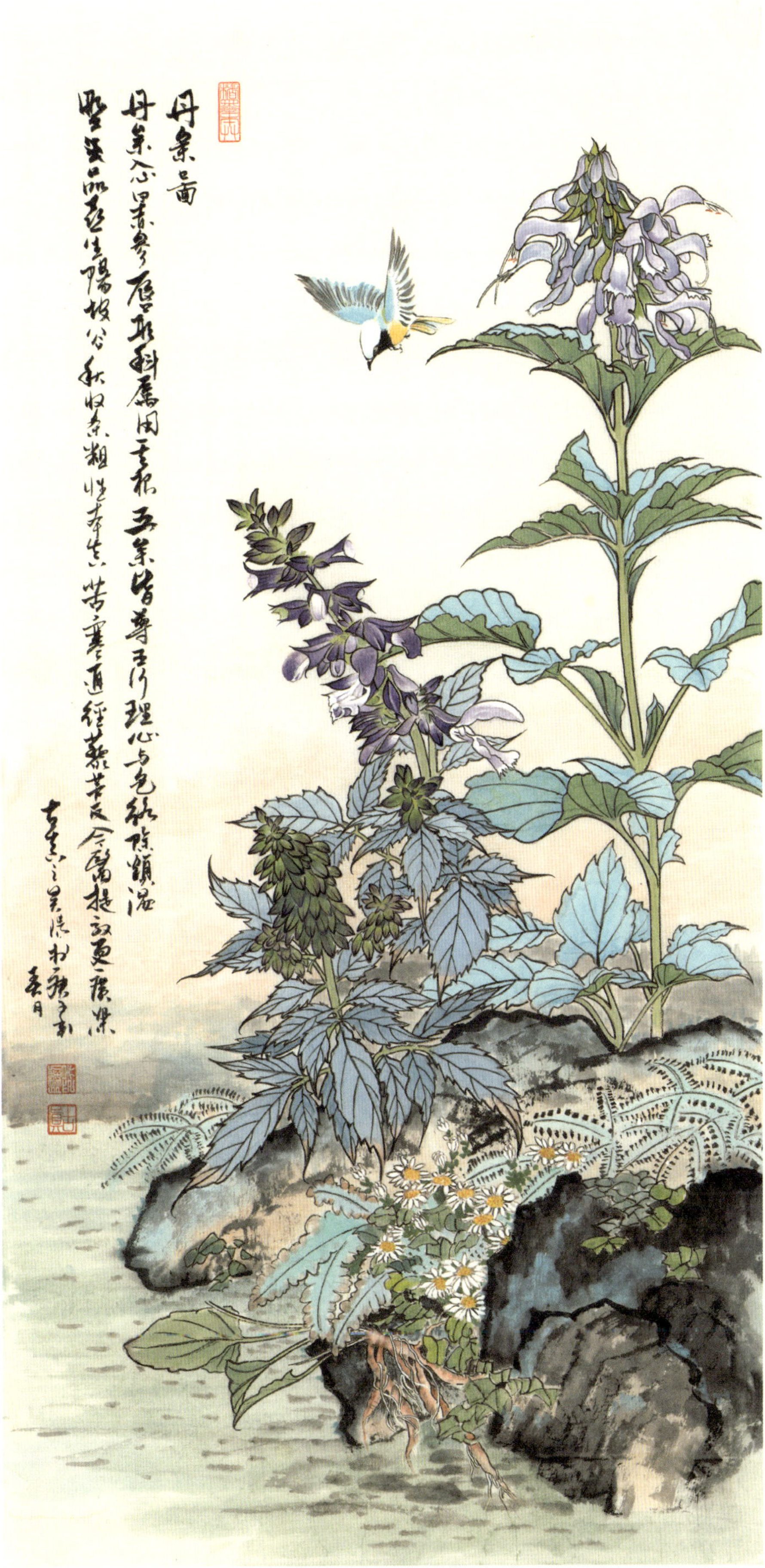

图解：

1. 画面分示蕾、花、果状。
2. 衬花示花期为夏秋，其他示其生于阳坡、溪谷、林下草地或沟边。

当归

当归如妻盼夫还，
女人要药相招前。
华夏特产岷为上，
根调血分无热寒。
法症务别头身尾，
冬栽秋采润味全。
后山称王前山腿，
喜阴耐寒忌重田。

注解：

1.《〈本草纲目〉研究》：【释名】时珍曰，当归调血为女人要药，有思夫之意，故有当归之名。崔豹古今注云，古人相赠以芍药，相招以文无，文无一名当归，芍药一名将离故也。【修治】时珍曰，人身法象天地，则治上当用头，治中当用身，治下当用尾，通治则全用，乃一定之理也。

2.《金世元中药材传统鉴别经验》：【产地】以岷县产品质量最优……为著名的“道地药材”。【附注】当归为我国特产药材。【生产概况】……岷县（俗称后山）……陇南地区（俗称前山）……其质量有显著差异，故有“前山腿子，后山王”之称。应当注意，当归忌重茬连作。

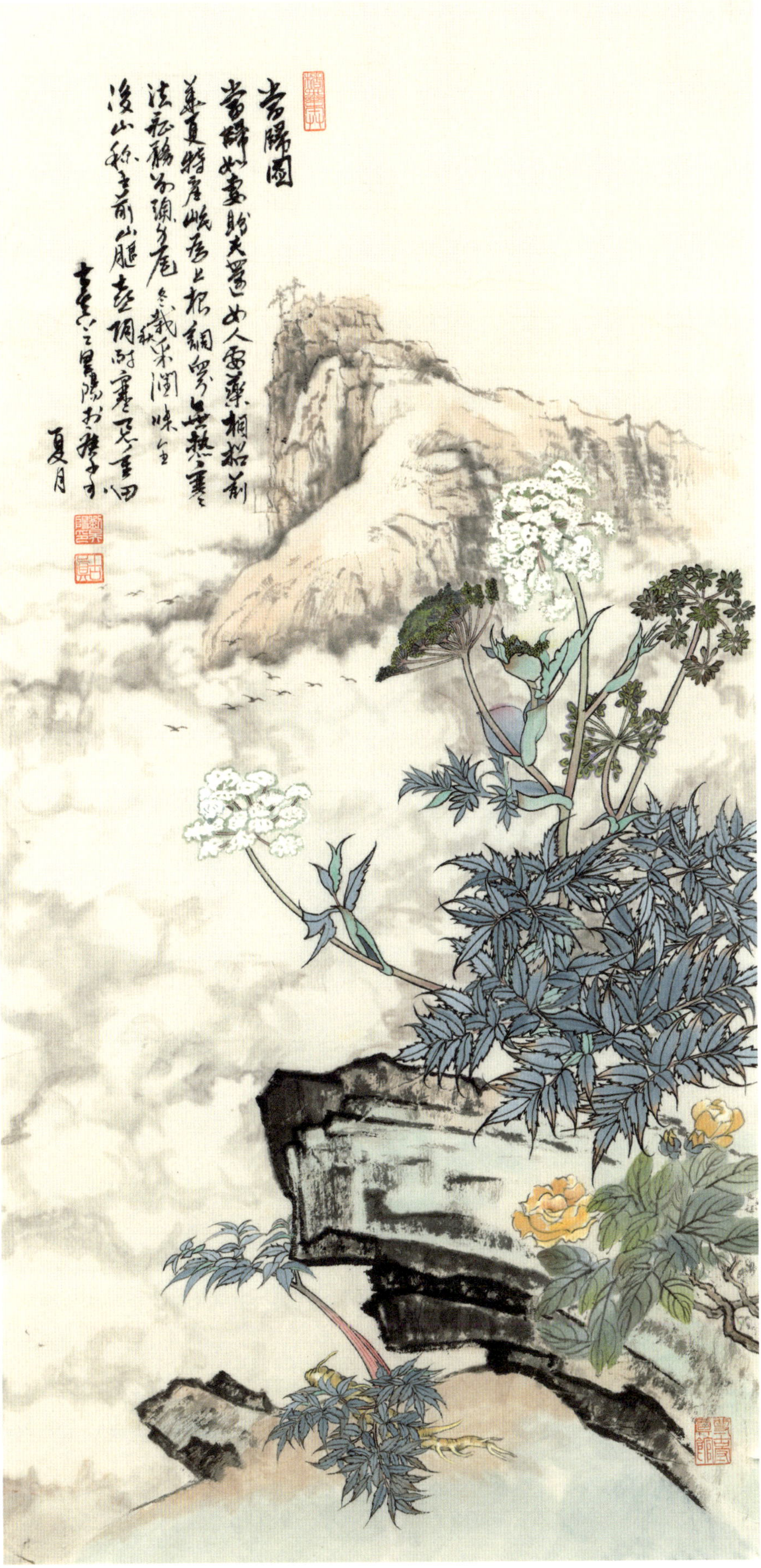

图解：

1. 画面示蕾、花、果及幼苗等不同状态。
2. 远山为阳面，对面当归所处即为阴，示喜阴意。
3. 衬花示花期为夏，其他示其生长于 1500 ～ 3000 米气候凉爽、湿润的高寒山区。

党　参

黄党域广品类繁，
潞文条党效优全。
今用上味均道地，
本草从新始名言。
根粗狮头无渣好，
补中益肺皆不难。
耳提面命茎缠绕，
花似警钟醒疾前。

注解：

1.《中药大辞典》：基原为桔梗科党参属植物党参、素花党参、川党参、管花党参、球花党参、灰毛党参的根。

2.《金世元中药材传统鉴别经验》：【历史】《百草镜》云，党参一名黄参，黄润者良。故此自概称“黄党”。【产地】党参产于山西……潞城等地，商品称为“潞党”；素花党参称为“文党”；川党参又称“条党”。【历史】清代吴仪洛《本草从新》中以新增品种，且又原产于上党郡，故定名为“党参”。【品质】以山西潞党……甘肃、四川的文党、条党……质量为优，称“道地药材”。

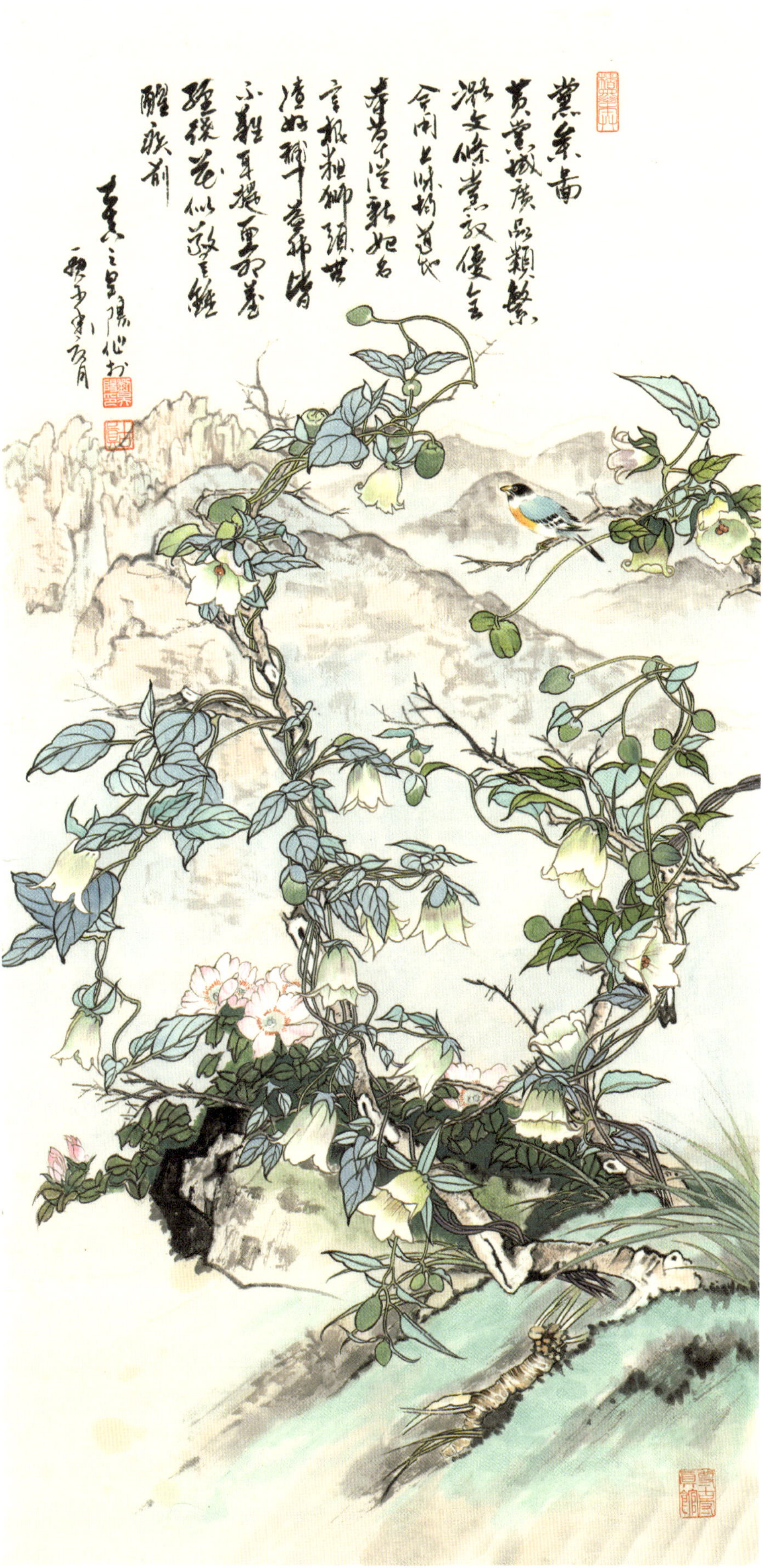

图解：

1. 基原六种，不便一一绘于一幅之中，故以党参和川党参代表。着淡花青叶为党参，着墨绿叶为川党参。
2. 配花示其花期为夏，其他示其生于海拔 900 ～ 2300 米的山地林边灌木丛中。

地　黄

地黄入药鲜生熟，
凉血养阴补益足。
时珍惟以怀庆上，
纲目未释名依附。
浸水验之沉者贵，
入药莫辨根细粗。
夏花当年秋末采，
早黄晚黄年两出。

注解：

1.《〈本草纲目〉研究》：【集解】时珍曰，今人惟以怀庆地黄为上。【释名】大明曰，生者以水浸验之。浮者名天黄，半浮半沉者名人黄，沉者名地黄。入药沉者为佳。【集解】苏颂曰，根如人手指，通黄色，粗细长短不常。

2.《金世元中药材传统鉴别经验》：【采收加工】早地黄宜在寒露时节采收，晚地黄宜在霜降时节采收。【生产概况】地黄喜生……平原地区。

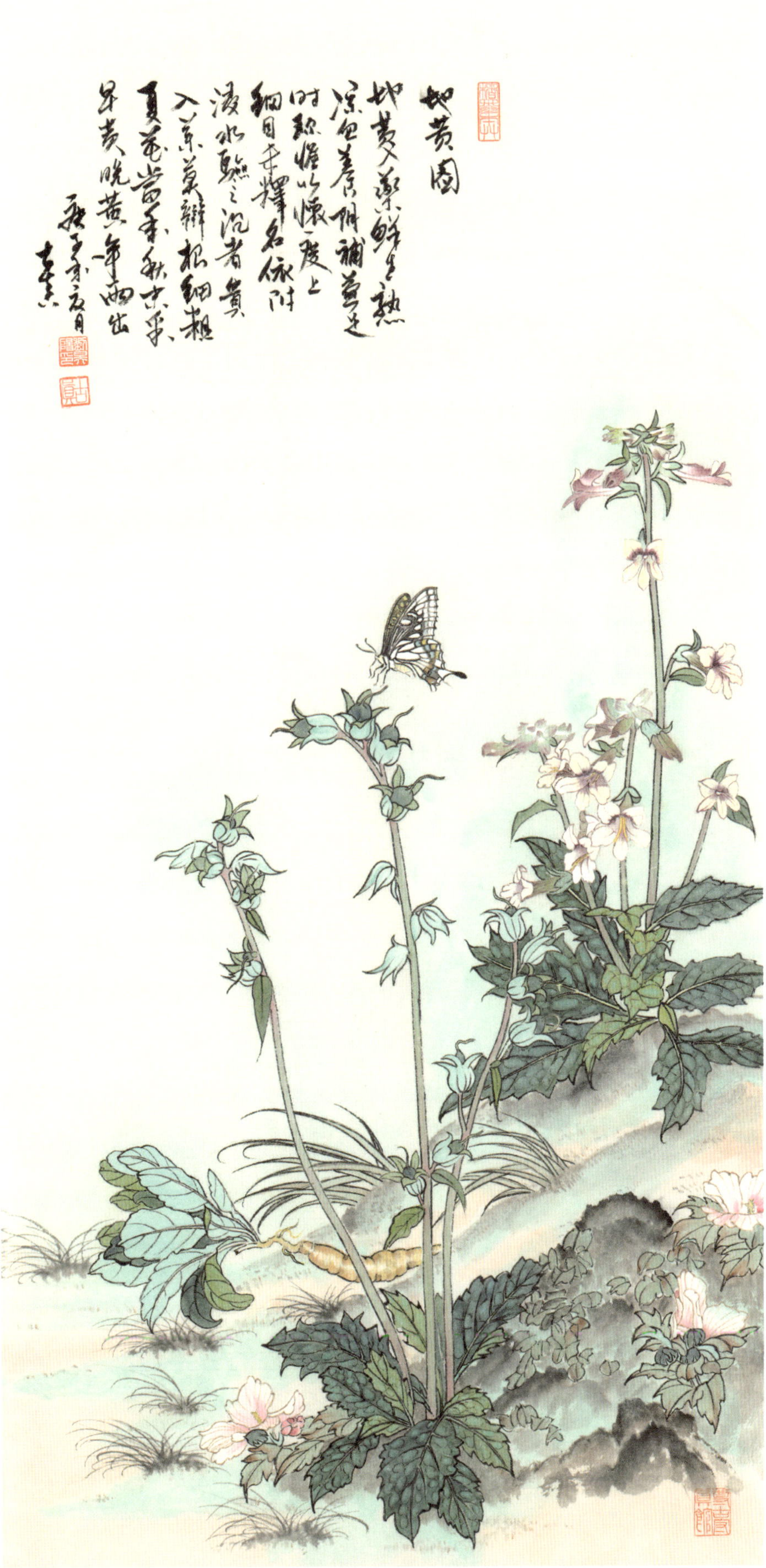

图解：

1. 前后两株分别示地黄花状和果状。
2. 衬花示花期为夏，其他示其生于平原、山坡及路旁荒地等处。

独 活

其原重齿毛当归，
入药粗根浓香飞。
有风不摇无风动，
一茎直上得名威。
鄂蜀陕甘多佳品，
野生山谷沟溪随。
疗诸贼风无新久，
春初秋末宜采回。

注解：

1.《中药大辞典》：基原为伞形科当归属植物重齿毛当归的根。
2.《〈本草纲目〉研究》：【释名】别录曰，此草得风不摇，无风自动，故名独摇草。弘景曰，一茎直上，不为风摇，故曰独活。【主治】本经，疗诸贼风，百节痛风，无问久新。
3.《金世元中药材传统鉴别经验》：【产地】四川……湖北……陕西……甘肃……产量大，品质优，销全国，并出口，称为“道地药材”。独活以前多为野生，生于山谷沟溪边或草丛中。【品质】粗壮、气香浓为佳。

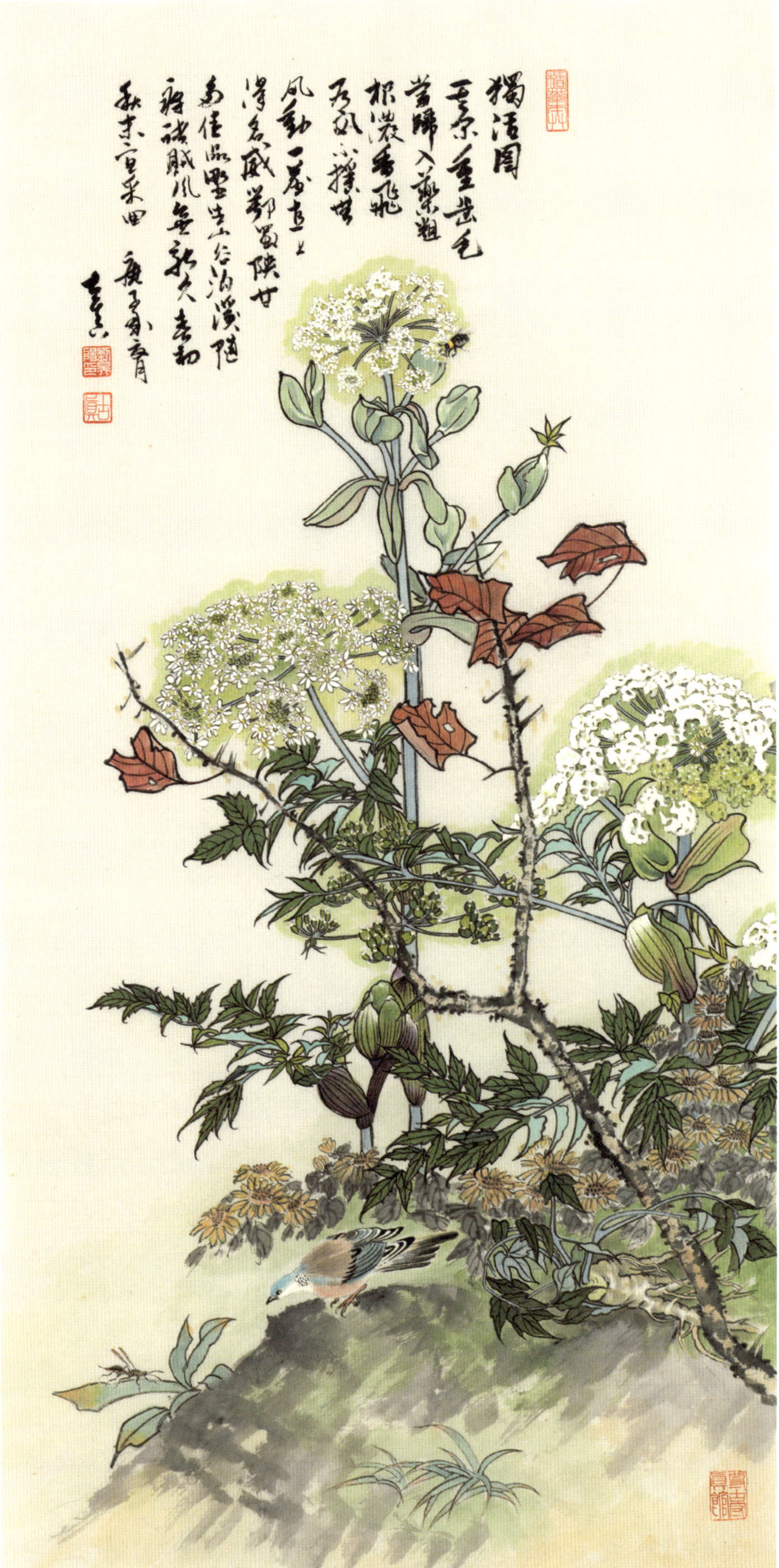

图解：

1. 画面示苞、花、果、半花半果等状态。
2. 衬叶示花期为秋，其他示其生于阴湿山坡，林下草丛或稀疏灌丛间。

莪 术

基原蓬桂温，
入药主侧根。
须末膨大物，
块根曰郁金。
夏花冬令采，
质坚香浓珍。
孕禁中病止，
行气消积深。

注解：

1.《中药大辞典》：基原为姜科姜黄属植物莪术（蓬莪术）、广西莪术（桂莪术）、和温郁金的根茎。

2.《金世元中药材传统鉴别经验》：品质以质坚实、香气浓为佳。孕妇禁用。

3.《药性通考》：乃攻坚之药，可为佐使，而不可久用。中病即止。

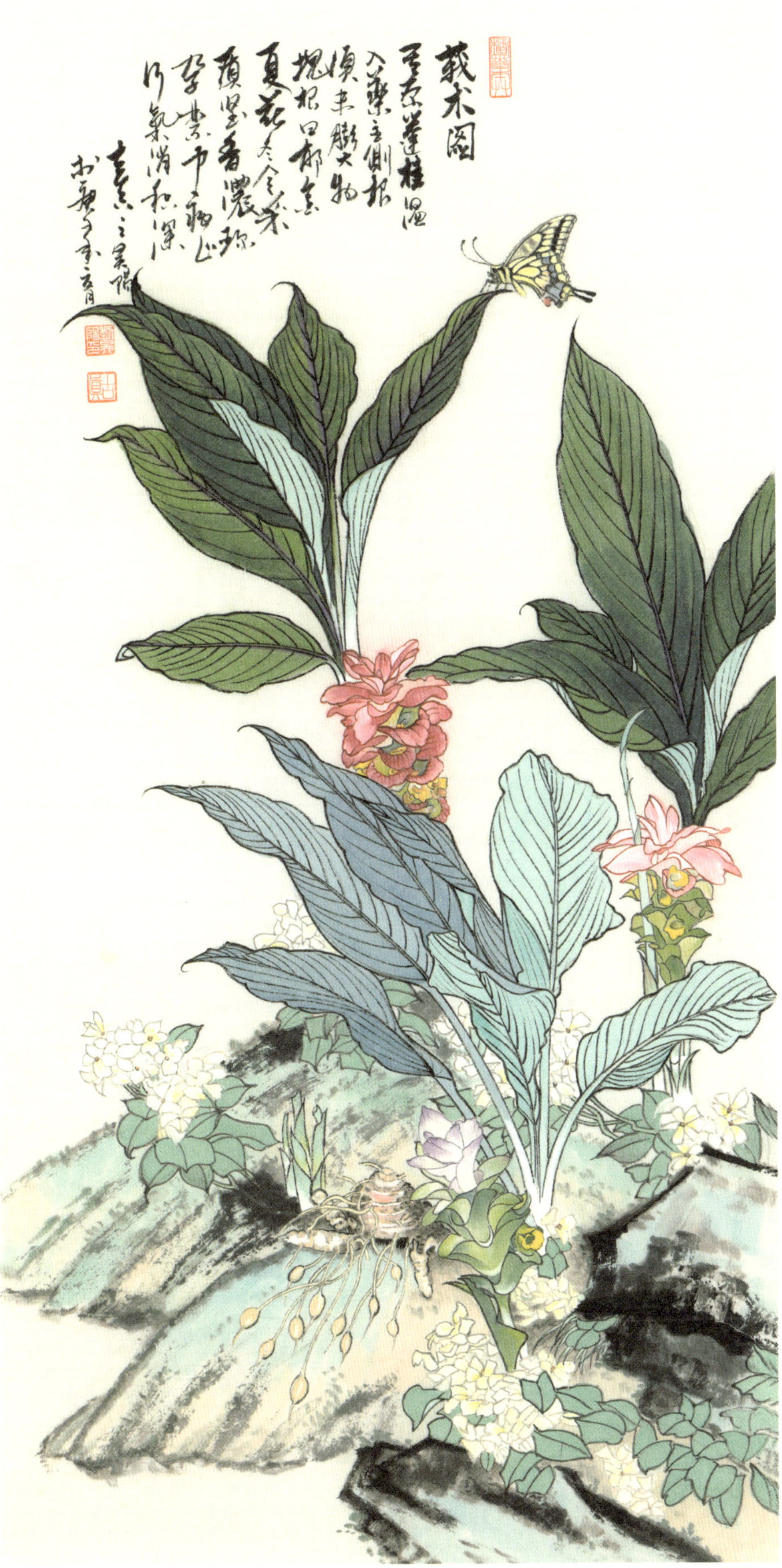

图解：

1. 画面从左至右分别为莪术、温郁金、广西莪术。
2. 根茎相似，故一根示之。衬花示花期为夏，其他示其野生于山坡草丛及灌木丛。

防风

入药燥根医常行，
御疗诸风因得名。
东北道地黑尤好，
恰和自然挡寒屏。
附子乌头顽毒解，
药木软润心黄凝。
头节坚如蚯蚓首，
祛风胜湿称仙灵。

注解：

1.《〈本草纲目〉研究》：【释名】时珍曰，防者，御也。其功疗风最要，故名。弘景曰，头坚如蚯蚓头（因根头部叶柄脱落后留下的密集横向环纹形似蚯蚓的头颈部而习称蚯蚓头）者为好。防风治风同用，治风去湿仙药也。【附方】解乌头、附子、天雄毒。

2.《金世元中药材传统鉴别经验》：【产地】东北，其中黑龙江最好（中药鉴别）。生长环境多处有之，主要生长在山坡丘陵。品质以木根软润，心黄色脂凝状好。

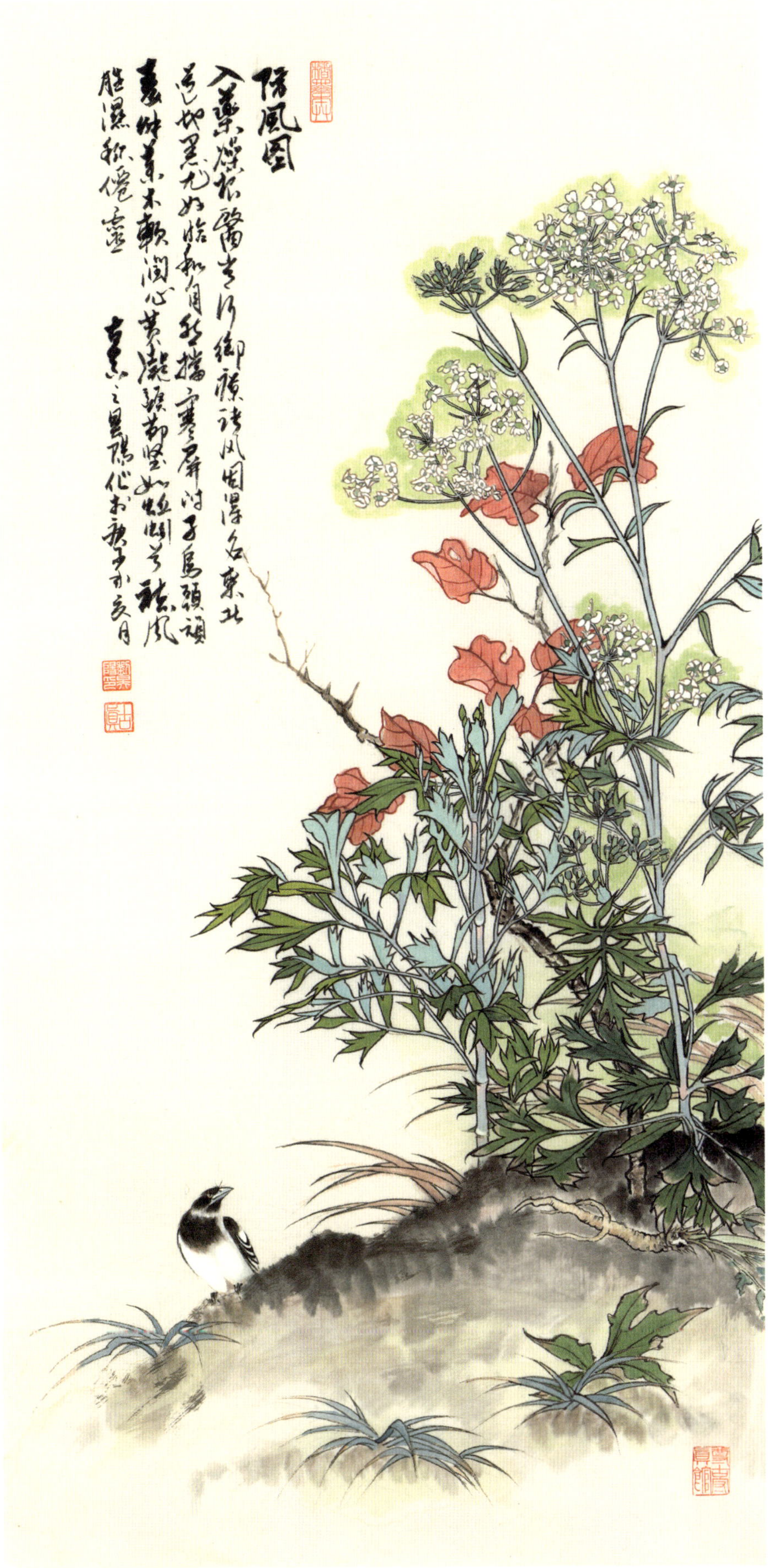

图解：

1. 画面中两株各示苗状、花状、果状。
2. 红叶示花期为秋，其他示其生于草原、丘陵和多石砾山坡上。

防 己

根味大苦寒，
茎如葛蔓延。
险健乱阶首，
善用御敌前。
名或取此义，
粉己为其原。
积热庇之本，
行经尊药仙。

注解：

1.《中药大辞典》：基原为防己科植物粉防己的根。

2.《〈本草纲目〉研究》：李杲曰，“防己大苦寒”。【集解】李当之曰，其茎如葛蔓延。【释名】时珍曰，防己如险健之人，幸灾乐祸，能首为乱阶；若善用之，亦可御敌。其名或取此义。【发明】李杲曰，至于十二经有湿热壅塞不通，及下注脚气，除膀胱积热而庇（遮蔽）其基本，非此药不可，真行经之仙药，无可代之者。

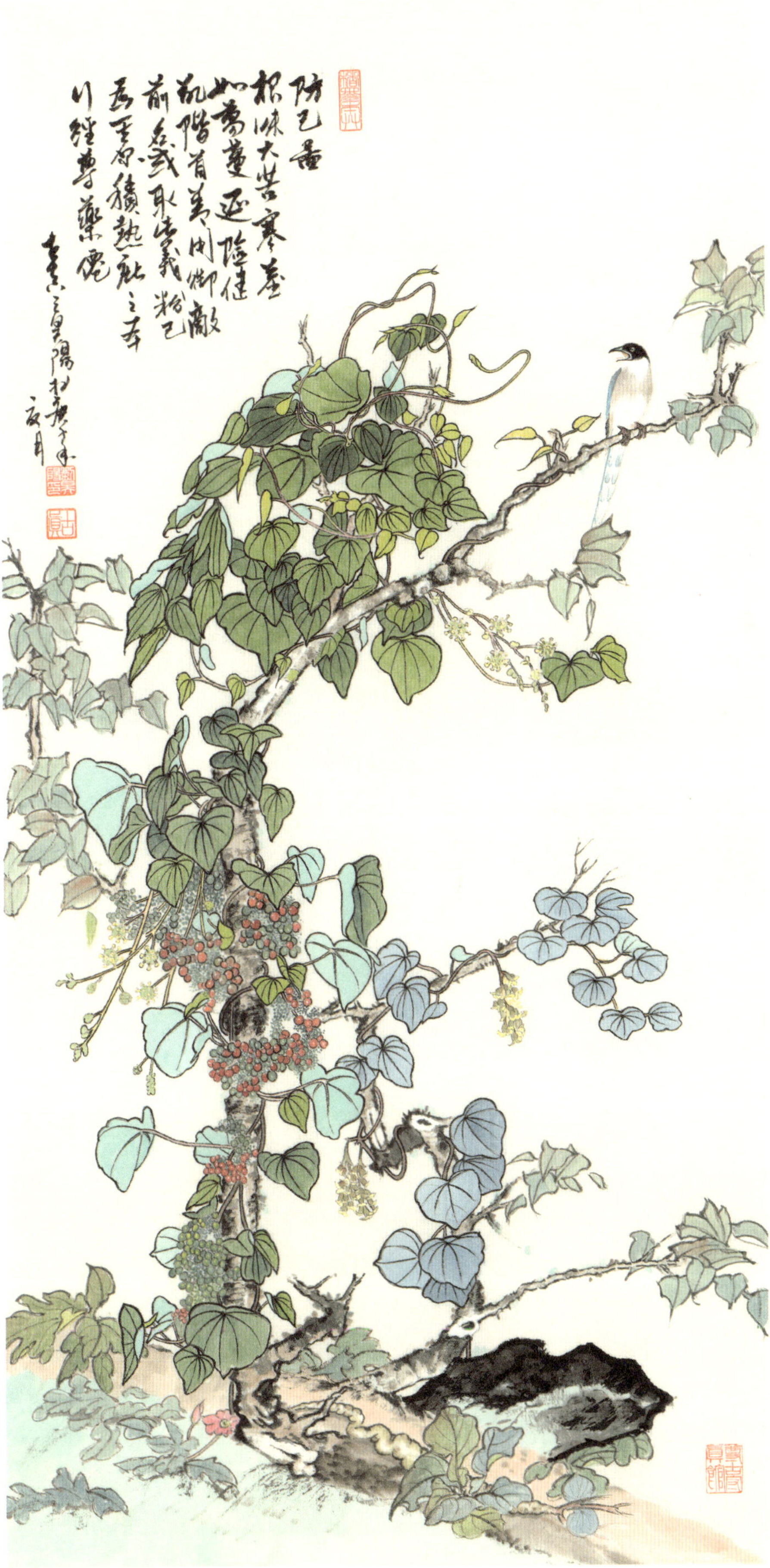

图解：

1. 画面两株应防己雌雄异株，且略有区别。分别示其花、果、叶、藤各状。
2. 衬草等示花期为春夏，根状绳曲，如猪大肠状，应其形态。生于旷野草丛和灌木林中。

附 子

来源侧根曰乌头，
如子附母此名由。
蹲坐正节角少上，
蜀地江油中坝优。
生用发散熟用补，
毒甚救危慎运筹。
畏忌诸多孕者禁，
乌附功异医谨投。

注解：

1.《中药大辞典》：基原为毛茛科乌头属植物乌头的侧根（子根）。

2.《〈本草纲目〉研究》：【释名】时珍曰，“附乌头而生者为附子，如子附母也”。【集解】时珍曰，“附子之形。以蹲坐正节角少者为上”。【修治】时珍曰，“附子生用则发散，熟用则峻补”。【气味】时珍曰，“畏绿豆、乌韭、童溲、犀角。忌豉汁”。

3.《金世元中药材传统鉴别经验》：【产地】主产四川绵阳地区，沿涪江两岸江油县。其中以中坝镇产品品质最优，称为道地药材。【附注】附子是一种具有回阳救逆、转危救急特殊功效的药物，备受历代医家的重视，并且又有剧毒。

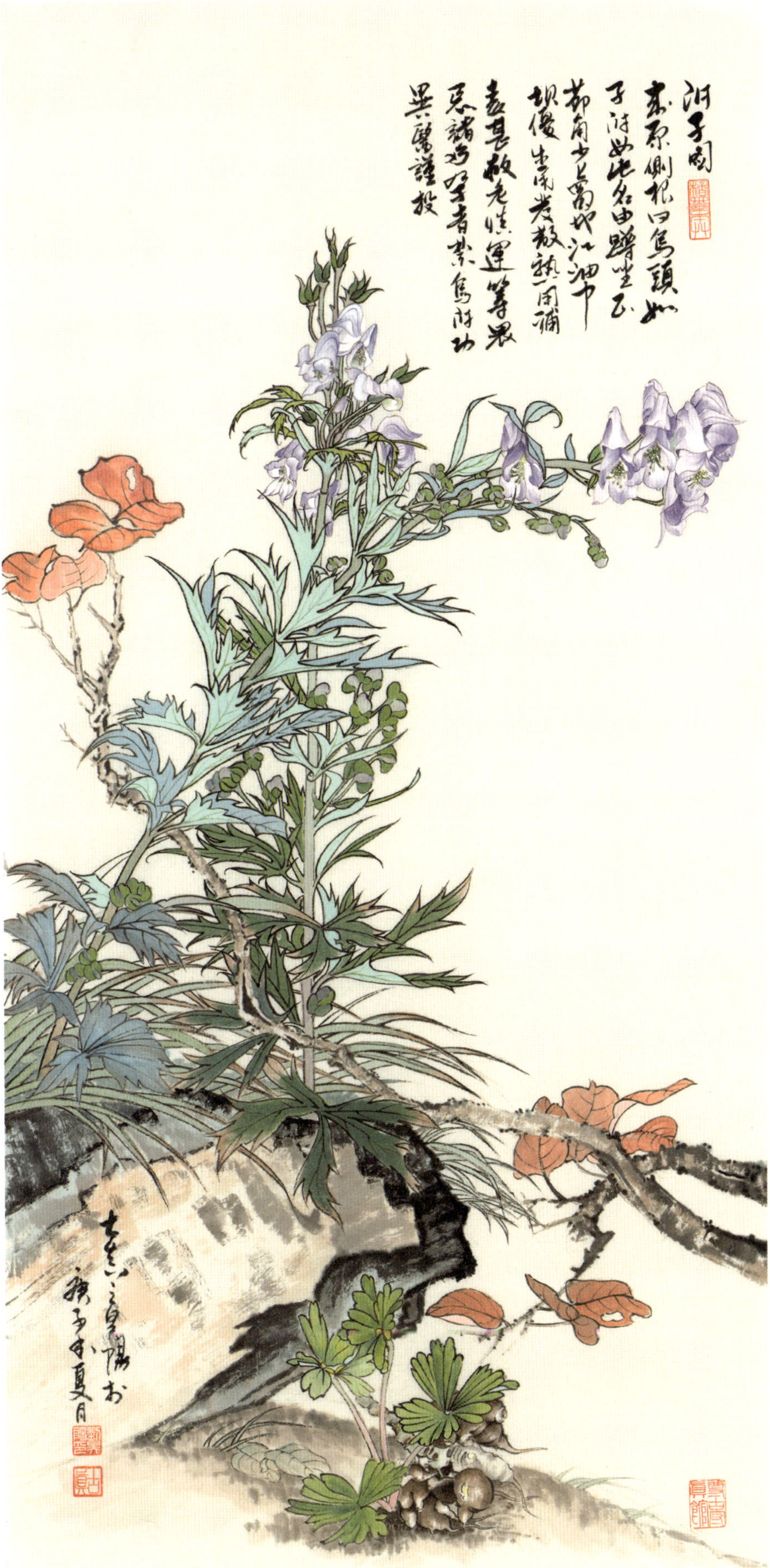

图解：

1. 乌头有毒，故画中不见虫鸟等物。
2. 红叶枝条示其生于山地草坡或灌木丛中，花期为秋。
3. 全根侧为实，主为虚，示其为附为子也。绘两株示其花状、果状。

干 姜

疆御百邪姜宿根，
谓之母姜干姜身。
蜀黔质优冬令采，
流水洗过烘晒珍。
身干粉足味浓最，
孕忌因其辛散温。
鲜品老干不作用，
热因热用从治神。

注解：

1.《中药大辞典》：基原为姜科姜属植物姜的根茎的干燥品。

2.《〈本草纲目〉研究》：生姜条【释名】时珍转安石曰，“姜能彊御百邪，故谓之姜……宿根谓之母姜也”。干姜【集解】苏颂曰，“采根于长流水洗过，日晒为干姜”。【气味】时珍曰，“孕妇不可食干姜，令胎肉消。盖其性热而辛散故也”。【发明】时珍曰，“乃热因热用，从治之法也”。

3.《金世元中药材传统鉴别经验》：干姜作为药用应以四川犍为、沐川；贵州长顺、兴仁产量大，质量优。食用鲜姜老干后，体型瘪瘦，纤维多，无粉质，一般不作干姜用。

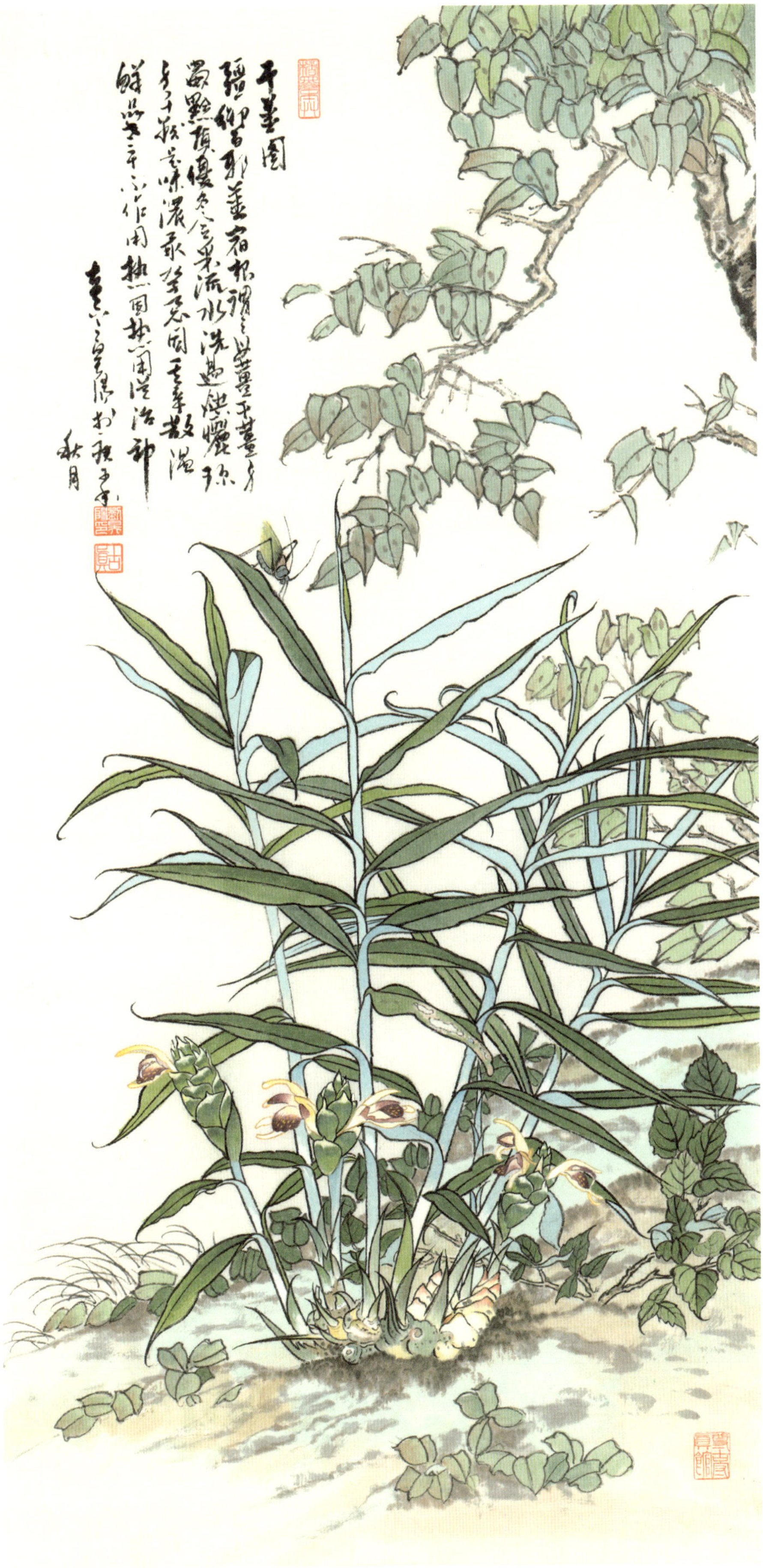

图解：

1. 青叶树等示姜喜温暖湿润气候，不耐寒，怕潮湿，怕阳光直射，也示花期为树叶未落时。
2. 根茎半露，已明晰，不再另绘。

甘 草

光果胀果甘草原，
东草西草内蒙担。
梁外王爷地草最，
外赤中黄土德全。
厚德载物国老号，
名由根茎味甘甜。
泻火宜生补中炙，
普治百邪王道传。

注解：

1.《中药大辞典》：基原为豆科甘草属植物甘草、光果甘草、胀果甘草的根及根茎。

2.《金世元中药材传统鉴别经验》：以其根味甘甜而得名。【产地】以内蒙古为中心，分为西草和东草两类。【附注】两种甘草（梁外草：主产于内蒙古鄂尔多斯杭锦旗境内；王爷地草：主产于内蒙古巴彦淖尔盟的阿拉善左旗）品质最佳，素有道地药材之称。

3.《〈本草纲目〉研究》：【发明】时珍曰，“甘草外赤中黄……资全土德”“甘草……普治百邪，得王道之化”。【释名】甄权曰，“调和众药有功，故有国老之号”。【修治】时珍曰，“大抵补中宜炙用，泻火宜生用”。

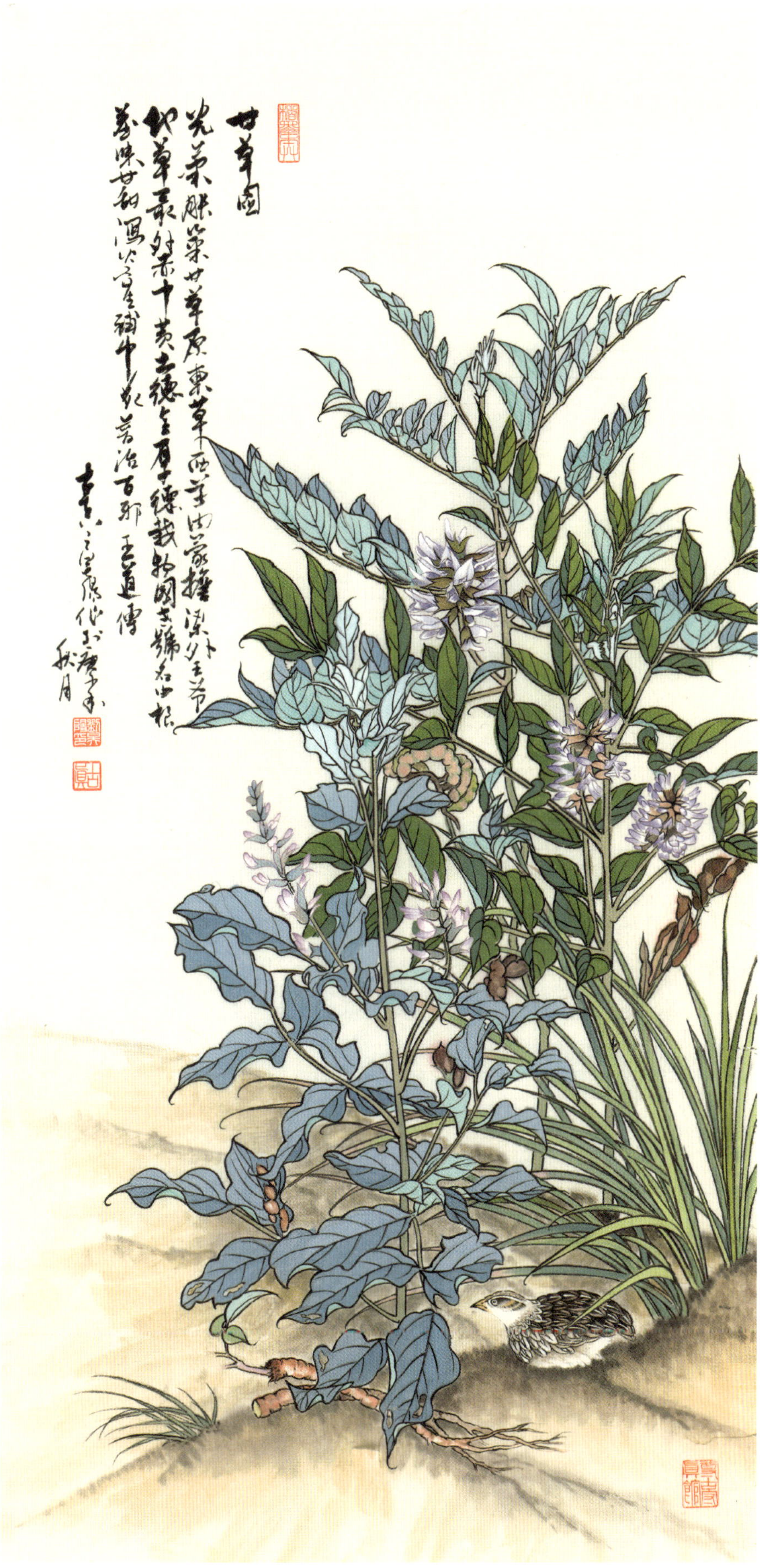

图解：

1. 画面由左至右分别为胀果甘草、甘草、光果甘草。
2. 衬草示花期为夏，其他示其生于向阳干燥钙质草原，河岸砂质土。

高良姜

纲目芳草馥郁芬，
始出高良得此尊。
自古粤产称道地，
野于荒坡灌木林。
花穗鲜妍开秋夏，
横根棕红辛大温。
消食暖胃驱寒散，
修治宜炒方可人。

注解：

1.《〈本草纲目〉研究》：【释名】时珍曰，陶隐居言此姜始出高良郡（今广东茂名一带），故得此名。【修治】高良姜、红豆蔻，并宜炒过入药。
2.《金世元中药材传统鉴别经验》：【历史】高良姜自古以来以广东产者著称，是广东省十大“道地药材”之一。

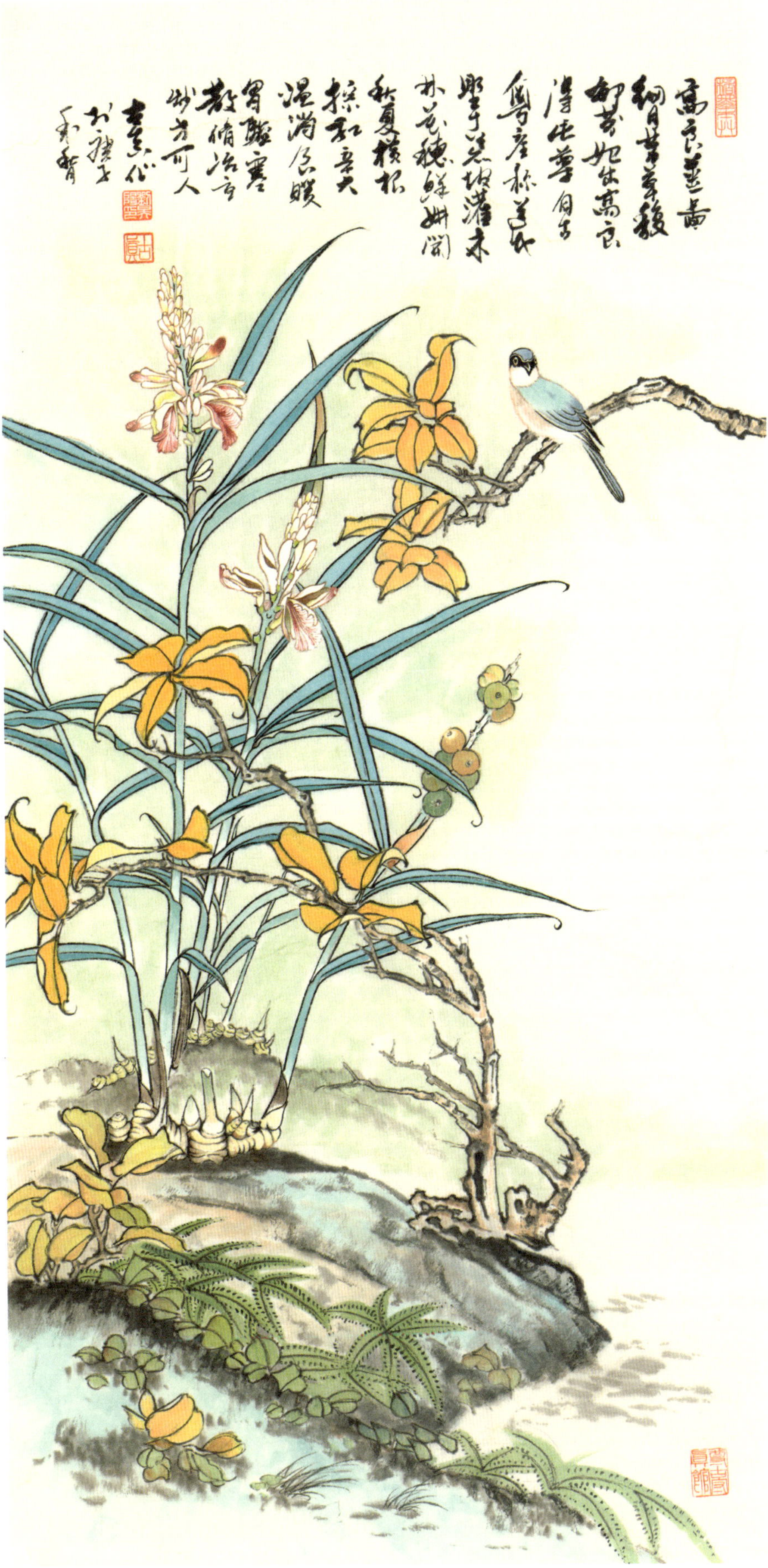

图解:

1. 根茎半露，已明晰，故不另绘。
2. 疏林黄叶等示其生于荒坡灌丛或疏林中，及花期为秋。

藁　本

名由禾藁本其茇，
深山林缘阴湿佳。
其源川本并辽本，
芳草野生仲秋挖。
体长质坚香浓最，
根茎空虚辛味麻。
祛风散寒湿痛止，
更能沐药脂面华。

注解：

1.《中药大辞典》：基原为伞形科藁本植物藁本和辽藁本的根茎和根。

2.《〈本草纲目〉研究》：【释名】恭曰，根上苗下似禾藁，故名藁本。本，根也。时珍曰，山海经名藁茇（茇，草木根）。【集解】时珍曰，江南深山中皆有之，根似芎䓖而轻虚，味麻。【主治】辟雾露润泽……可作沐药面脂。

3.《金世元中药材传统鉴别经验》：【历史】古代药用藁本有两大类。似芎䓖而产西川的藁本相当于川藁本，而产山东兖州，形气甚似，唯长大者相当于辽藁本。两种藁本多为野生，品质均以身干、体长、质坚、香气浓者为佳。

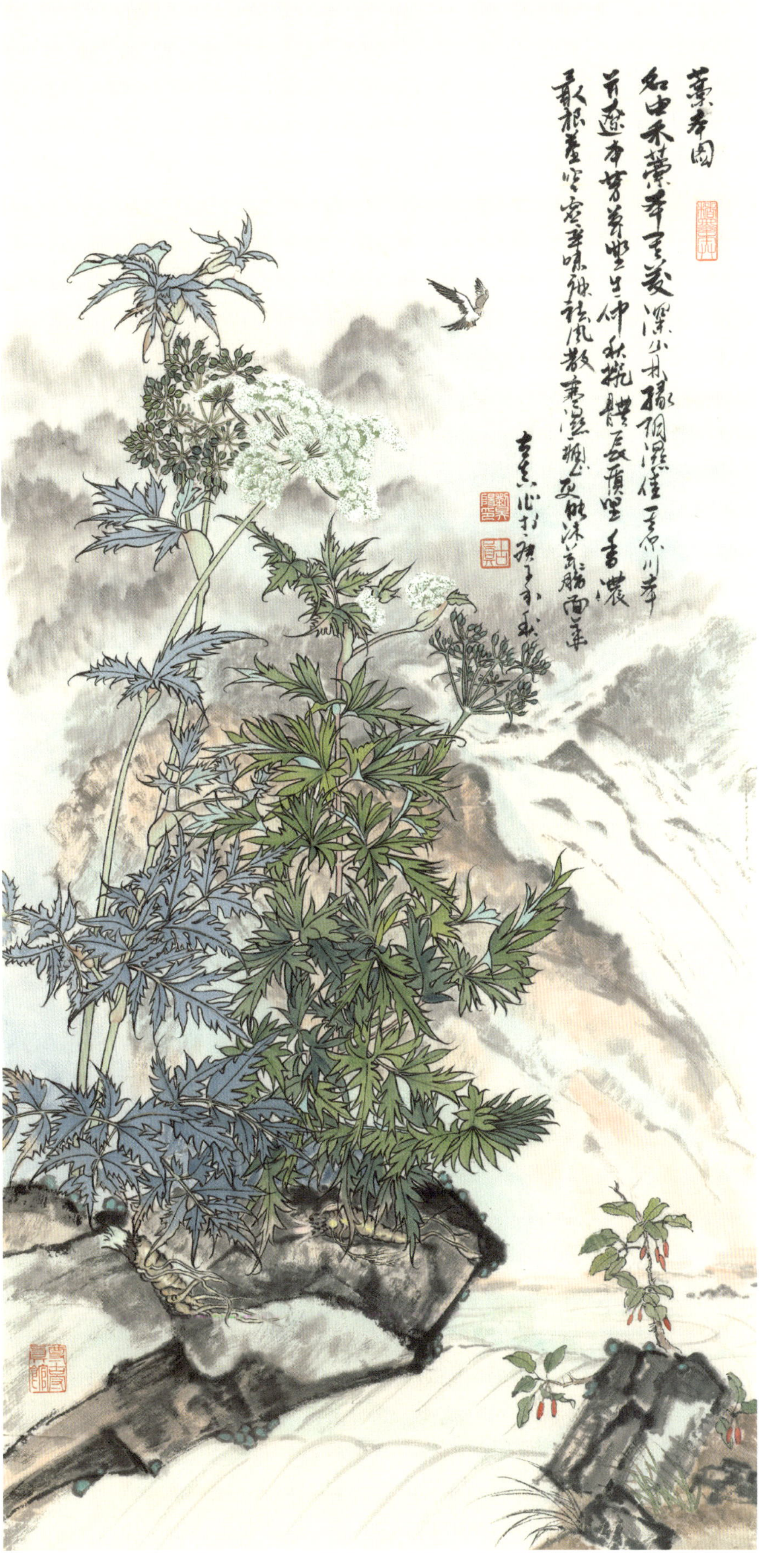

图解：

1. 画面由左至右分别为藁本和辽藁本，分示花状、果状。
2. 衬草示花期为夏秋，其他示其生于海拔 1250 ～ 2500 米的林下、草甸、林缘、阴湿沟边。

葛 根

野葛或粉葛，
藤本蔓延播。
入药炮根块，
生野向阳坡。
根皮灰棕淡，
块内色白泽。
生津阳透疹，
详解四用活。

注解：

1.《中药大辞典》：基原为豆科葛属植物野葛或甘葛藤的块根。

2.《〈本草纲目〉研究》：【集解】时珍曰，“葛有野生，有家种，其蔓延长”。【发明】徐用诚曰，其用有四：止渴一也、解酒二也、发散表邪三也、发疮疹难出四也。

3.《金世元中药材传统鉴别经验》：【功能主治】解肌退热，生津透疹，升阳止泻。【附注】甘葛藤习称粉葛。【生产概况】野生于向阳山坡。

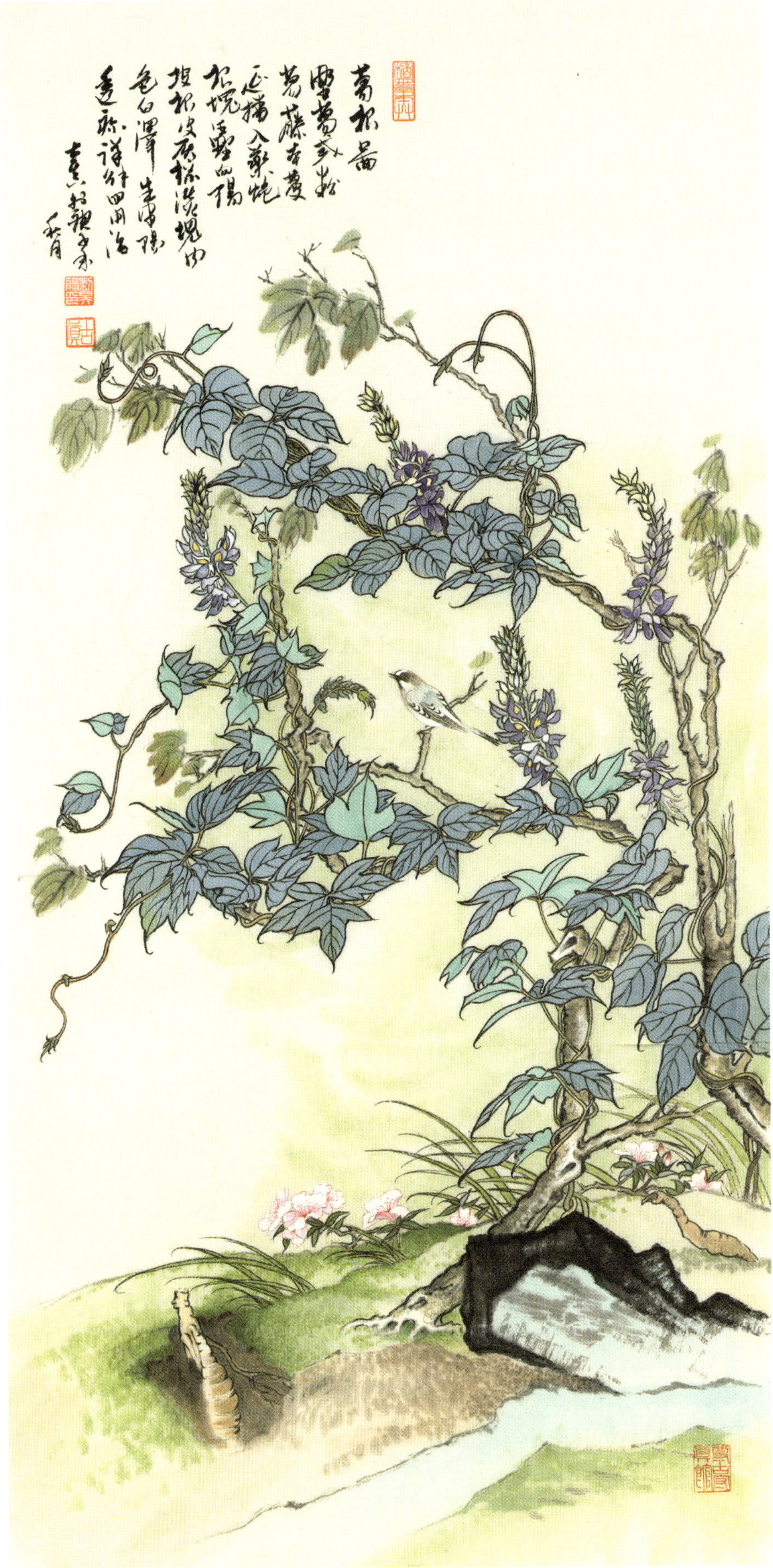

图解：

1. 画面中由左至右分别为甘葛藤和野葛。
2. 衬花示花期为夏，其他示其野生于山坡、路边草丛、山野灌丛和疏林中。

狗 脊

金毛狗原苗，
基长多歧条。
状如犬脊骨，
得名又金毛。
叶丛根横卧，
无花蕨株高。
秋末冬初采，
强膝益老操。

注解：

1.《中药大辞典》：基原为蚌壳蕨科植物金毛狗脊的根茎。
2.《〈本草纲目〉研究》：【释名】恭曰，此药苗似贯众，根长多歧，状如狗之脊骨，而肉作青绿色，故以名之。【集解】时珍曰，狗脊有二种：一种根黑色，如狗脊骨；一种有金黄毛，如狗形，皆可入药。
3.《金世元中药材传统鉴别经验》：古用……其中金毛者特征与本品一致。
4.《神农本草经百种录》：凡邪气之在骨节间者皆能治之，颇利老人。

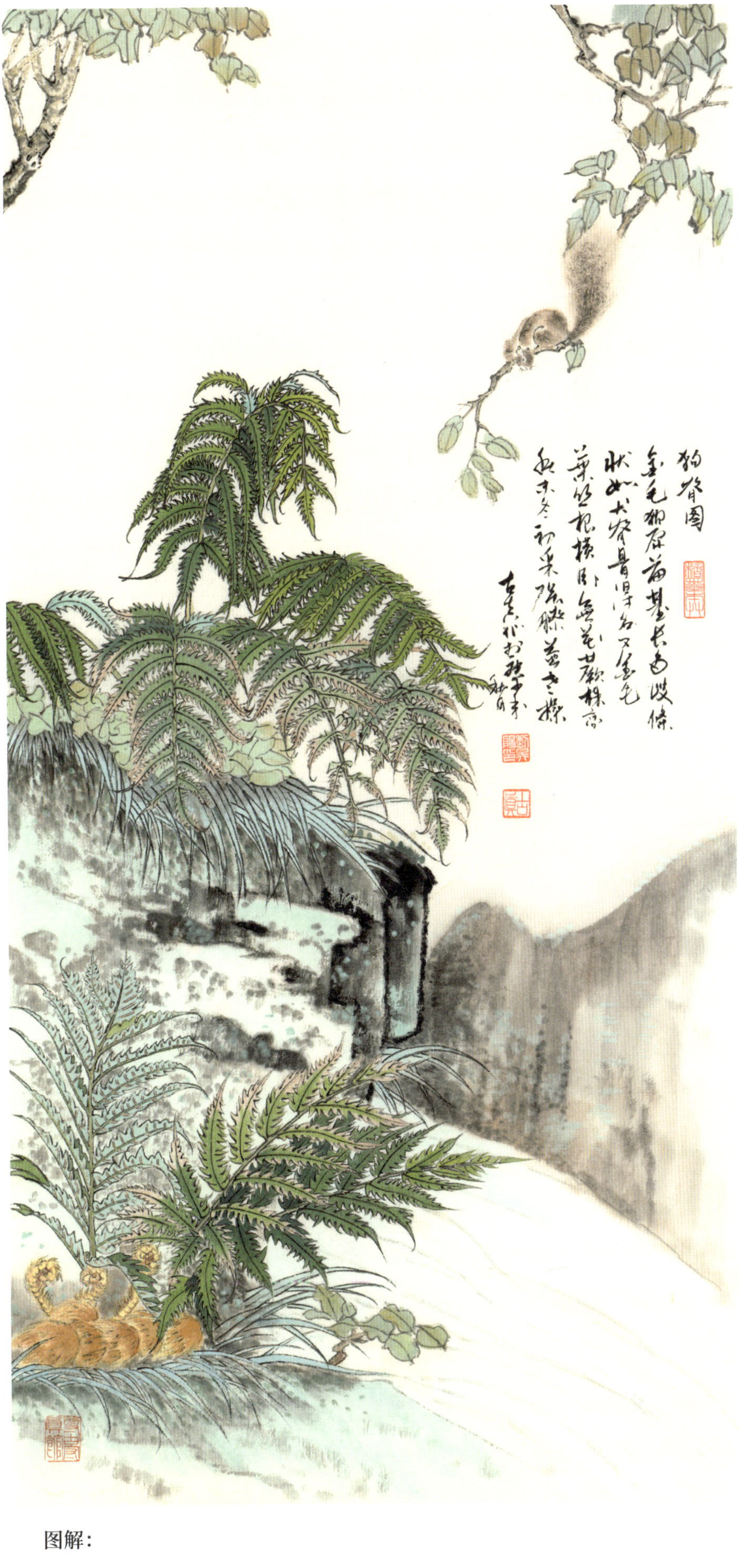

图解：

1. 溪流示其生于山脚沟边及林下阴湿处等生长环境。
2. 画面左下角全阴面示孢子囊群位于裂片下部边缘，生于小脉顶端。

骨碎补

本名猴姜主伤折，
补救骨碎皇命说。
秦岭光叶槲厥用，
来原慎辨宜严苛。
野生江南寄石树，
无花无实根毛多。
入药茎条无时采，
祛风补肾强骨骼。

注解：

1.《中药大辞典》：基原为水龙骨科植物槲厥的根茎。
2.《〈本草纲目〉研究》：【释名】陈藏器曰，骨碎补本名猴姜，开元皇帝（唐玄宗）以其主伤折，补骨碎，故命此名。【集解】志曰，骨碎补生江南，根寄树石上，有毛。苏颂曰，多在背阴处，引根成条，上有黄赤毛及短叶附之……无花实。

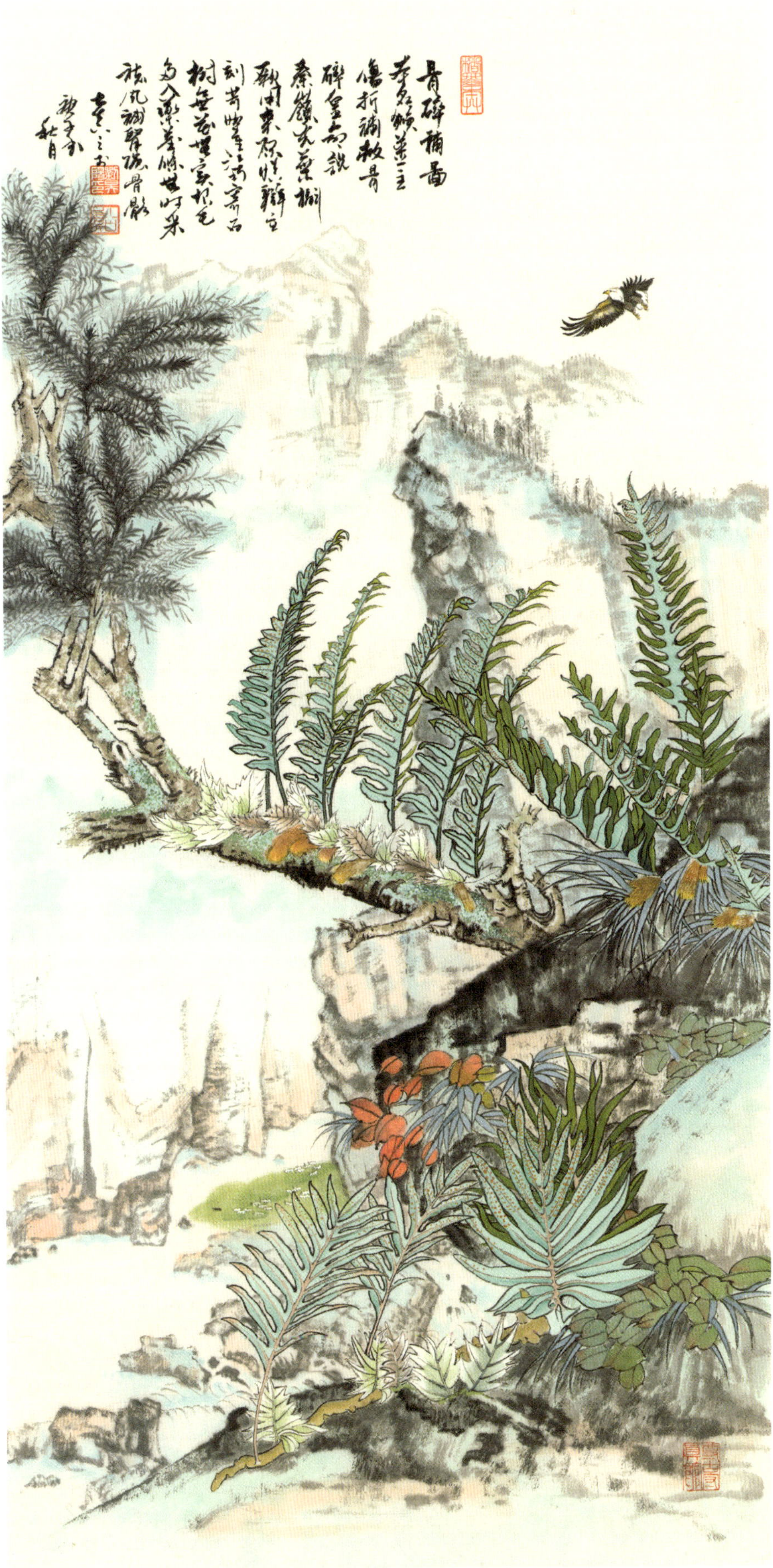

图解：

1. 画面中由上至下分别为槲厥、秦岭槲厥、光叶槲厥。附生于海拔 500 ～ 2400 米的林中树干或岩石上。
2. 三株植物的主要区别：①营养叶：槲厥为卵形，灰棕色；秦岭槲厥稀少；光叶槲厥为阔卵形，有羽裂。②附生物：槲厥、光叶槲厥附生于树上或岩石上；秦岭槲厥附生于岩石上。③根状茎：槲厥横生；秦岭槲厥密被红棕色、披针形鳞片；光叶槲厥被不透明棕褐色的披针形鳞片。

何首乌

元和传记唐李翱，
始详释名因由条。
缘自采人为称尔，
何氏首乌尝功高。
赤雄白雌间三尺，
苗蔓夜交昼解交。
今用道地出德庆，
却老全形天寿超。

注解：

1.《〈本草纲目〉研究》：【释名】大明曰，其药本草无名，因何首乌见藤夜交，便即采食有功，因以采人为名尔。【集解】苏颂曰，唐元和七年，僧文象遇茅山老人，遂传此事。李翱乃著何首乌传云，何首乌者，顺洲南和县人。祖名能嗣……至旦遂掘其根归……遂杵为末，空心酒服……经年旧疾皆痊……根有赤白两种：赤者雄，白者雌。根远不过三尺，夜则苗蔓相交，或隐化不见……忽见有藤两株，相去三尺余，苗蔓相交，久而方解，解了又交。

2.《金世元中药材传统鉴别经验》：【产地】广东德庆何首乌为“道地药材”。

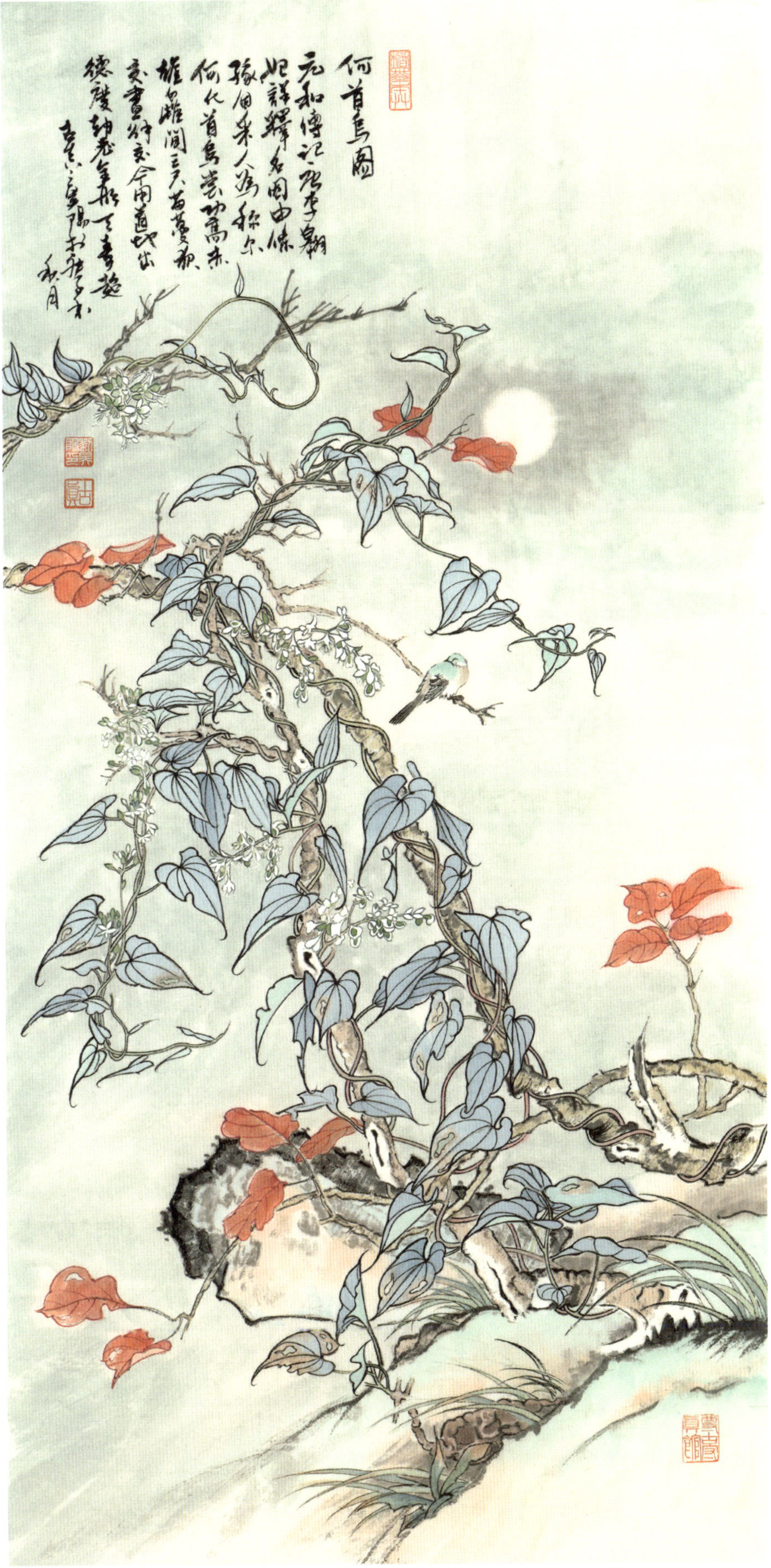

图解：

1. 红叶示花期为秋，其他示其生于草坡、路边、山坡石隙及灌木丛中。
2. 整幅画呈雌雄异株秋夜交缠状，以示交藤夜和之性。

红大戟

片玉心书明万全，
首见此名医始传。
因根辛激而称戟，
野于山坡草丛间。
今桂质佳出量大，
秋花冬采性苦寒。
孕禁甘草不同用，
攻毒消肿散结然。

注解：

1.《金世元中药材传统鉴别经验》：【历史】红大戟之名，首见于明代《片玉心书》中“太乙紫金锭”。【产地】以广西产量大，质佳，行销全国。【注意事项】《北京市中药调剂规程》规定：孕妇禁用，不宜与甘草同用。

2.《〈本草纲目〉研究》：大戟【释名】时珍曰，其根辛苦，戟人咽喉，故名。

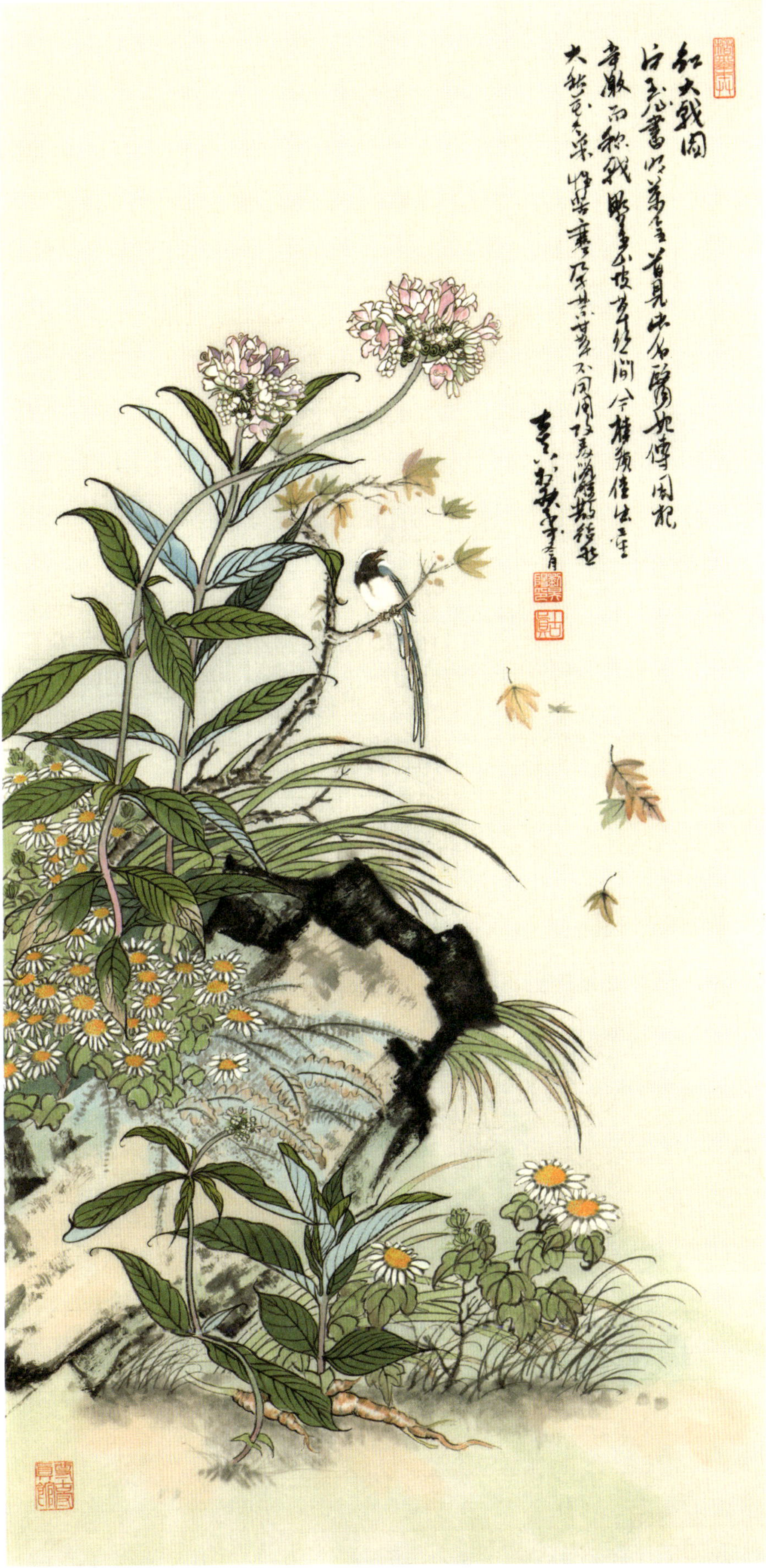

图解：

1. 四株红大戟应其不同状态期，菊花应花期于秋，生于山坡草丛中。
2. 此药不常见，可鉴素材难觅，谬否待鉴。

红芪

本源于黄芪，
主别由原基。
名因根色赤，
入药栽培宜。
家植需三载，
山生高坡稀。
补气托毒用，
敛疮能生肌。

注解：

1.《中药大辞典》：基原为豆科岩黄芪属植物多序岩黄芪的根。

2.《金世元中药材传统鉴别经验》：【历史】陶弘景在论黄芪时说，“又有赤色者，可作膏贴，用消痈肿，俗方多用，道家不须”，可能即指此而言。【采收加工】本品大部分为栽培品，野生很少，并认为栽培品质量优于野生品。种植后三年即可采挖。

3. 黄芪基原为蒙古黄芪、膜荚黄芪的干燥根；红芪基原为多序岩黄芪。故同源不同科属。

4. 托毒：即内托的托毒透脓法。

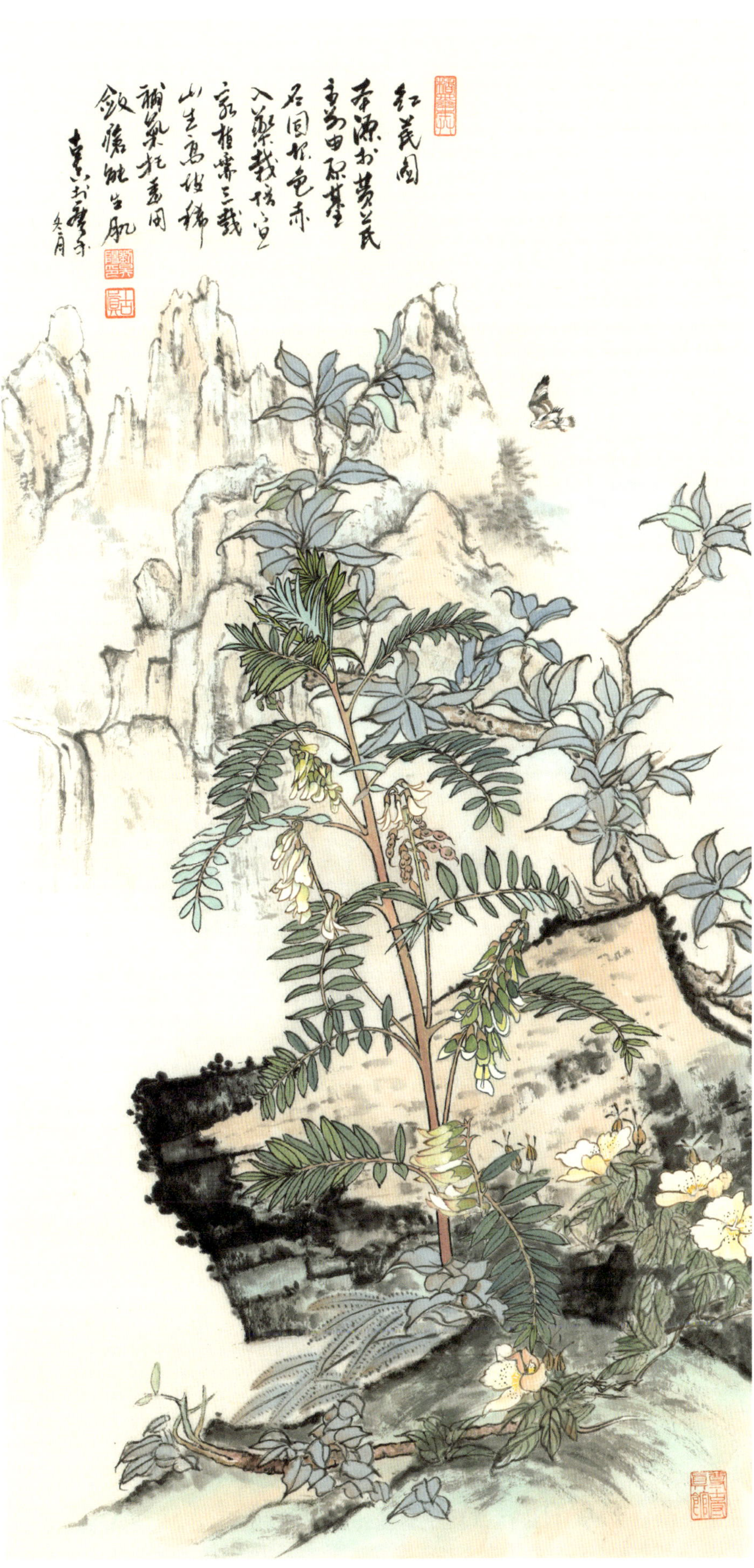

图解：

1. 衬花示花期为夏。
2. 杂树等示其生于海拔 2600 米以下的山坡石缝或灌木丛中。

胡黄连

折之尘如烟，
根用似黄连。
出自胡西域，
名始由恭传。
来原兼印度，
野生喜高寒。
味浓秋初采，
消疳除热烦。

注解：

1.《中药大辞典》：基原为玄参科黄连属植物胡黄连和印度胡黄连的根茎。

2.《〈本草纲目〉研究》：【集解】承（陈承云）曰，“折之尘出如烟者，乃为真也”。【释名】时珍曰，“其性味功用似黄连，故名”。【集解】苏恭曰，“胡黄连出波斯国，生海田，半陆地”（胡，中国古代称北边的或西域的民族）。

3.《金世元中药材传统鉴别经验》：【历史】本品始载于（苏恭）《新修本草》。【采收】7—9 月采收。

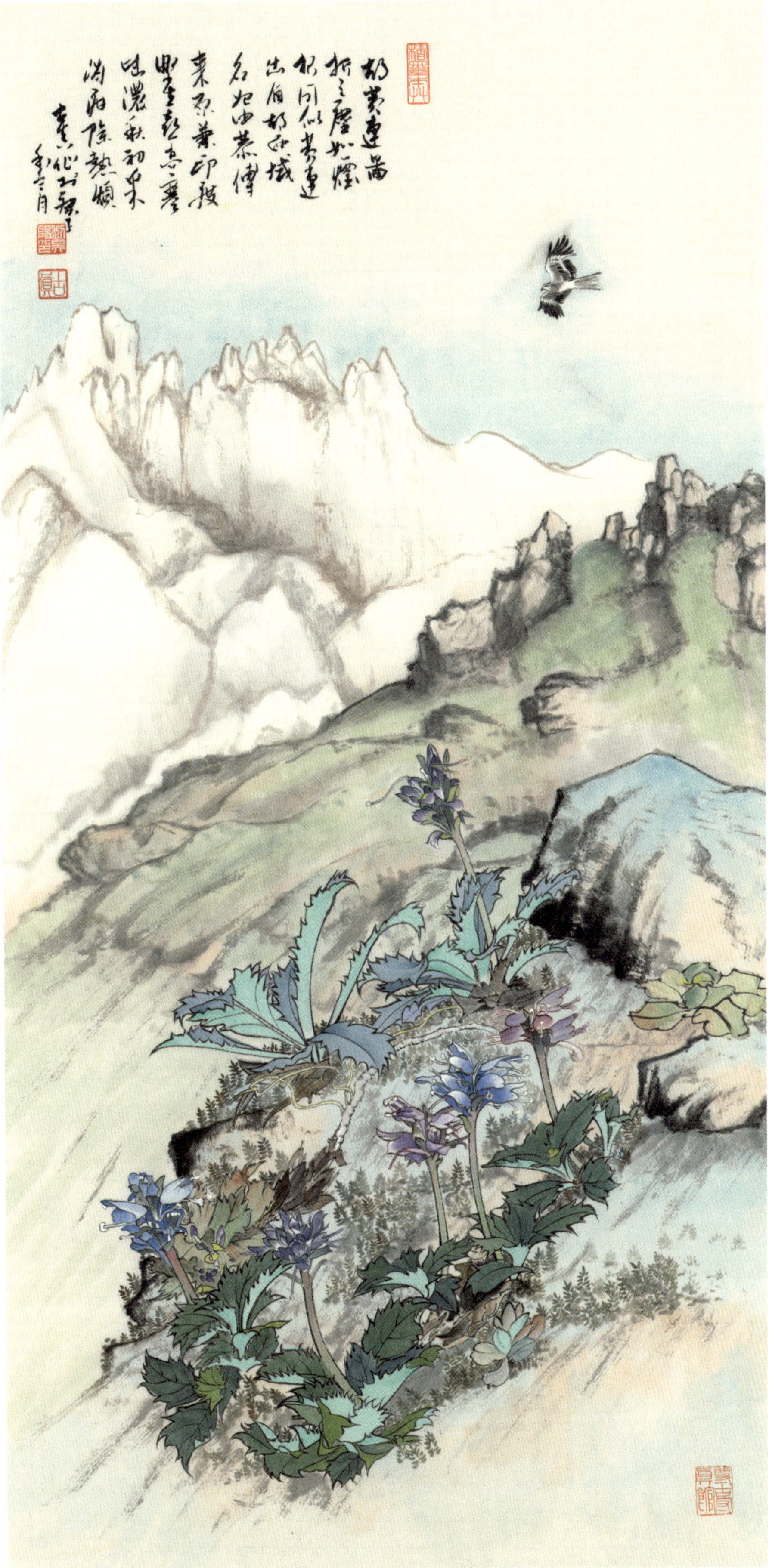

图解：

1. 画面上下分别为印度胡黄连、胡黄连。
2. 衬草示花期为夏，其他示其生于海拔 3600 ～ 4400 米的高寒地区的岩石上及石堆中，或浅土层的向阳处。

湖北贝母

贝母冠鄂名，
主产域山崇。
鳞茎近诸贝，
功用有不同。
善疗痰瘰疬，
莫与乌头行。
性静轮生叶，
情逸花似钟。

注解：

1.《金世元中药材传统鉴别经验》：【产地】主产湖北恩施、建始、利川、五峰等地。【附注】不宜与乌头类药物同用。
2. 性静情逸：出自《千字文》，有“品行沉静淡泊，情绪安逸”之意。

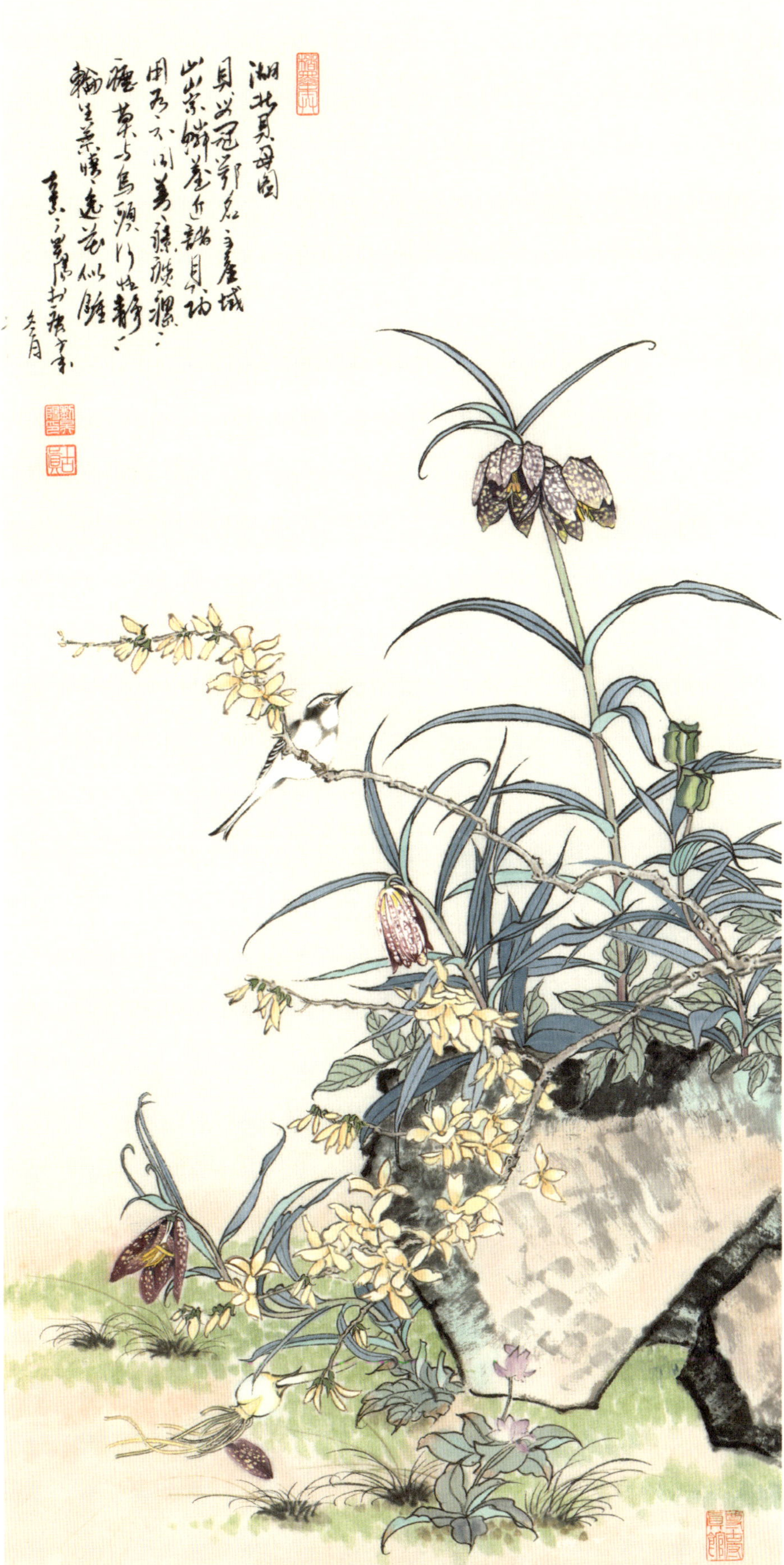

图解：

1. 衬花示花期为春，其他示其海拔 1200 米左右山地。
2. 画面有花、果期不同状态和性静情逸状。

黄　芪

耆为长者应补王，
得名又因其色黄。
来原膜荚和蒙古，
大同蒙产质品强。
株高茎直独或众，
菊心味甘根深长。
功多专效补气血，
悯生弭疾延年良。

注解：

1.《中药大辞典》：基原为豆科黄芪属植物蒙古黄芪和膜荚黄芪的根。
2.《〈本草纲目〉研究》：【释名】时珍曰，耆，长也。黄芪色黄，为补药之长，故名。今作黄芪。【集解】苏颂曰，独茎，或作丛生。
3.《金世元中药材传统鉴别经验》：【产地】商品中山西（大同）浑源、应县产的膜荚黄芪，内蒙古产的蒙古黄芪……称为“道地药材”。【生产概况】黄芪是深根性植物。【品质】中间……显菊花纹……
4.《本草新编》：黄芪，无毒，专补气……其功用甚多，而其独效者，尤在补血。

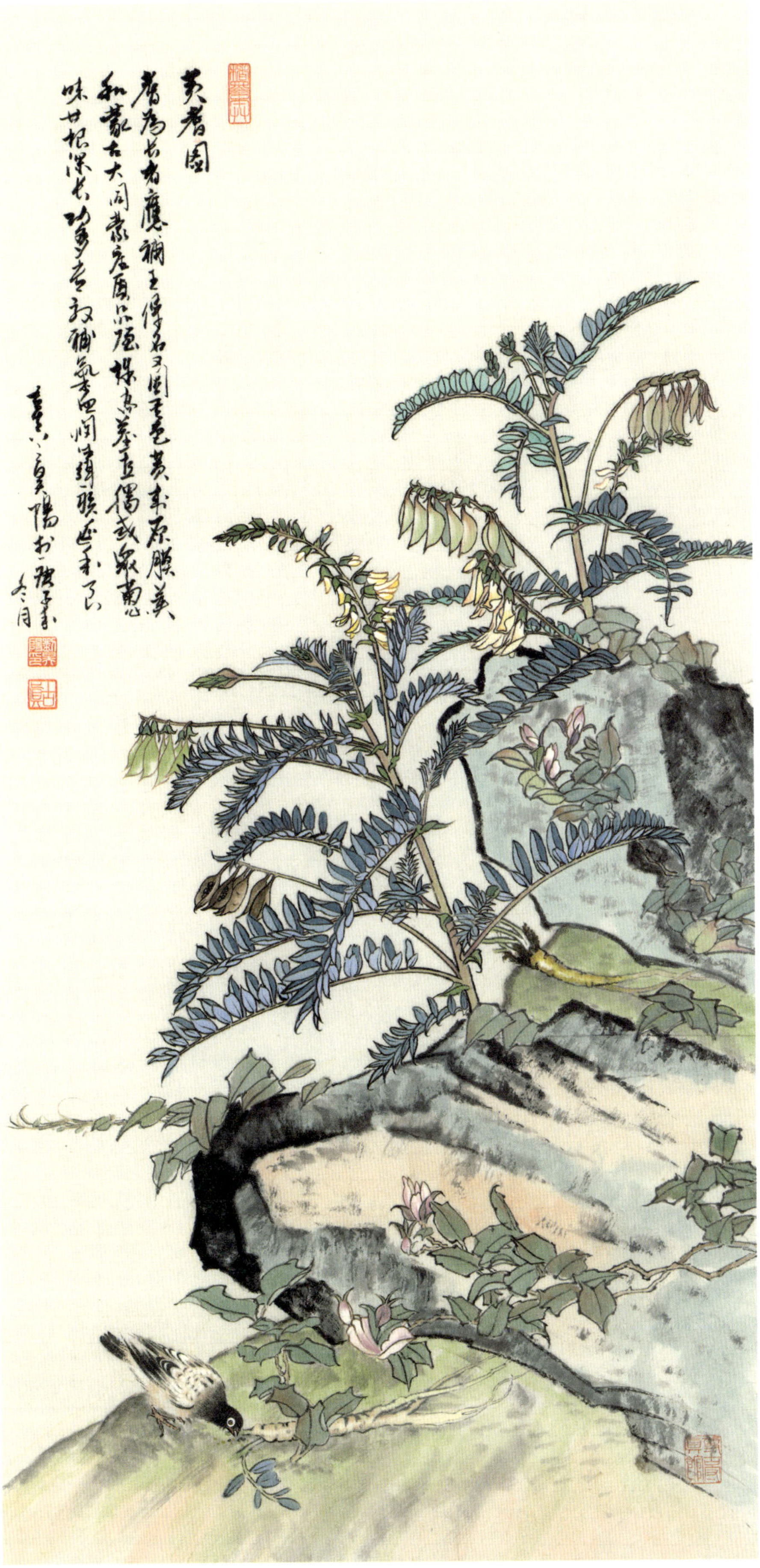

图解：

1. 画面上下分别为膜荚黄芪、蒙古黄芪，主要区别在于叶子数量不同。
2. 衬花示花期为夏，其他示其野生在海拔 800 ～ 1300 米的山区或半山区干燥阳坡草地上。

黄 精

来源多花滇本精，
得土精粹谓正名。
余粮救穷释名众，
因形以功有诸称。
野生山坡阴湿处，
株高茎直玉立亭。
五劳七伤其能养，
凡邪服根病不生。

注解：

1.《中药大辞典》：基原为百合科黄精属植物黄精、多花黄精和滇黄精的根茎。

2.《〈本草纲目〉研究》：【释名】时珍曰，以其得坤土（黄也）之精粹，故谓之黄精……余粮、救穷，以功名也。鹿竹、菟竹，因叶似竹。垂珠，以子形也。【主治】补五劳七伤，助筋骨，耐寒暑，益脾胃，润心肺。【发明】时珍曰，土者万物之母，母得其养……而诸邪自去，百病不生矣。

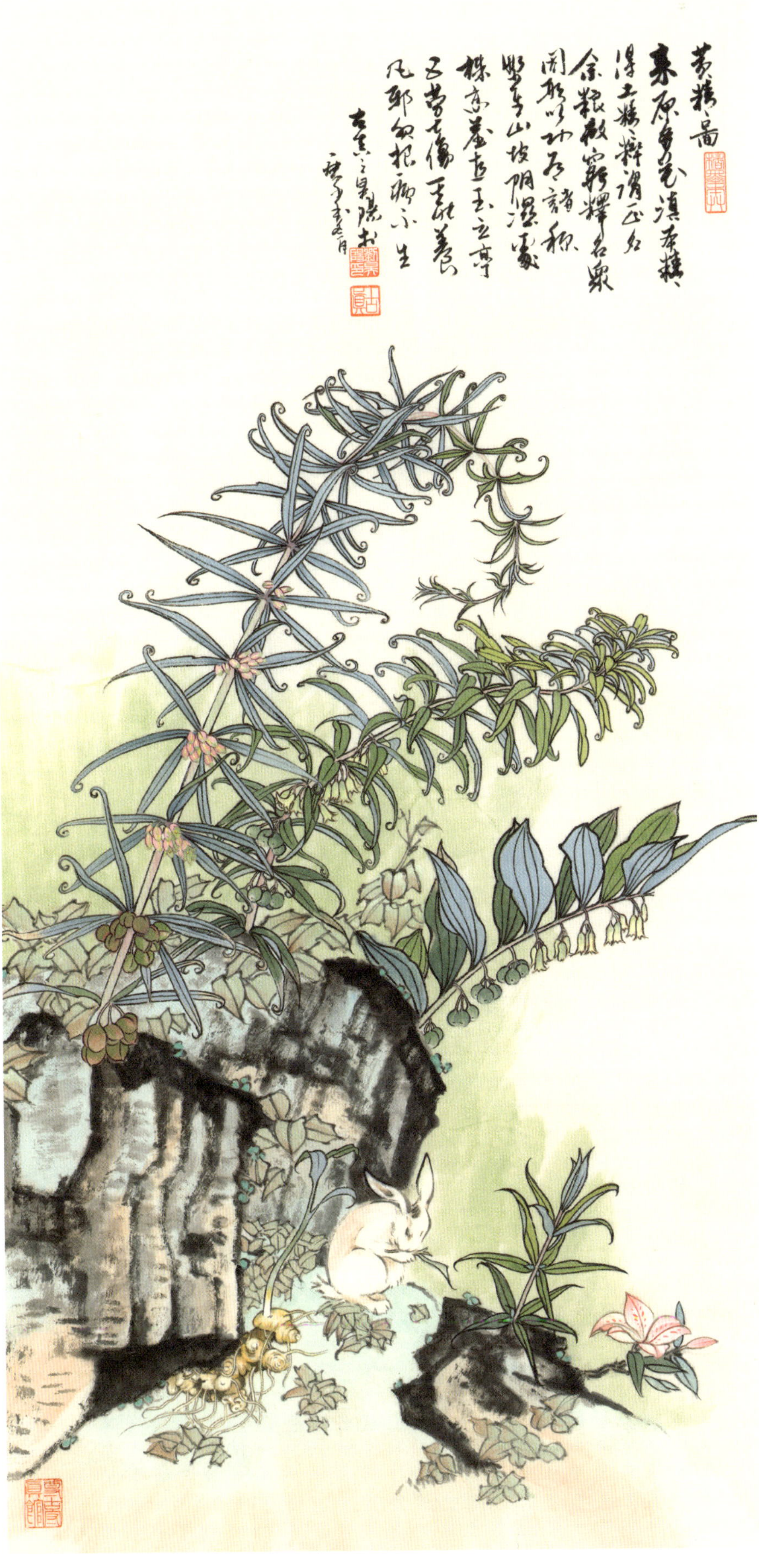

图解:

1. 画面高、中、低分别是滇黄精、黄精和多花黄精。
2. 衬花示花期为夏，兔示株高比例，且黄精又名菟竹（时珍曰：鹿竹、菟竹，因叶似竹，而鹿兔食之也）。其他示其生于山地林下，灌丛或山坡半阴湿处。

黄 连

此品苦根色红黄，
得名又因连珠长。
味雅云连效同等，
今施基原必辨详。
喜湿高寒荫棚下，
三连各有道地乡。
治火止痢消渴最，
群草肃清首此当。

注解：

1.《中药大辞典》：基原为毛茛科黄连属植物黄连、三角叶黄连或云南黄连的根茎。

2.《〈本草纲目〉研究》：【释名】时珍曰，其根连珠而色黄，故名。

3.《金世元中药材传统鉴别经验》：【来源】黄连、三角叶黄连、云南黄连分别习称：味连、雅连、云连，明其基原性。【生产概况】黄连生长于高寒山地……移栽后需搭荫棚……稀密均匀。【产地】味连以重庆石柱、湖北利川产量最大，素有“黄连之乡”之称。雅连主产于……峨眉、洪雅被誉为“雅连之乡”。云连分布于云南西北部。

4.《本草汇言》：此药（黄连）禀天地清寒之气以生，群草中肃清之物也。

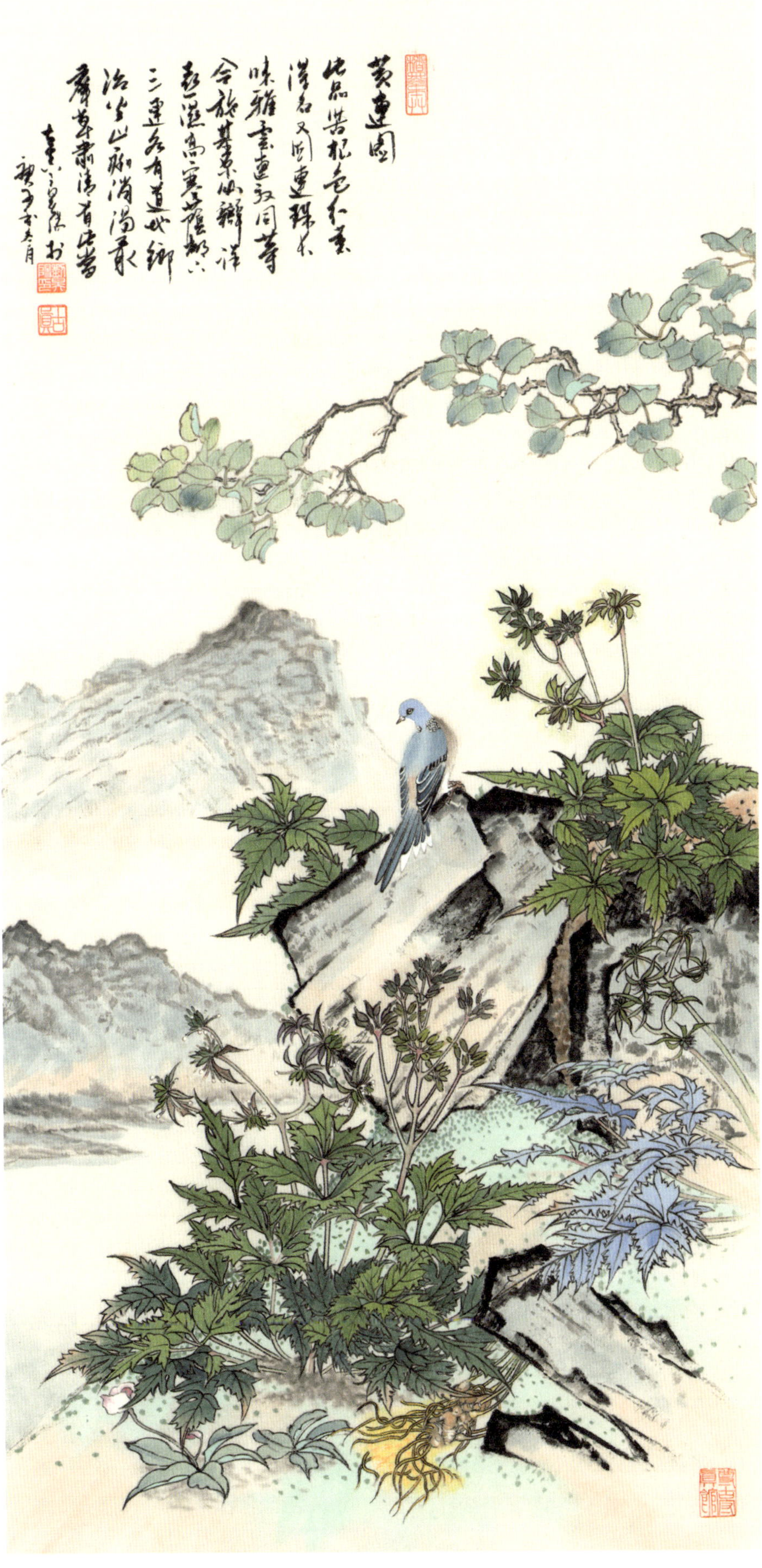

图解：

1. 画面左右上分别为黄连、三角叶黄连、云南黄连。
2. 衬花示花期为春，其他示其生于海拔 1500 ～ 2300 米的高山寒湿林荫下。
3. 三株植物的根相似，故以一根示之。

黄　芩

说文芩作莶，
谓其色黄根。
空实不同效，
古云延用今。
丛生石砾处，
承德道地珍。
清热安胎圣，
如鼓应桴音。

注解：

1.《〈本草纲目〉研究》：【释名】时珍曰，芩说文作莶，谓其色黄也。宿芩乃旧根，多中空……谓片芩。子芩乃新根，多内实，即今所谓条芩。【发明】时珍曰，片芩治肺火，条芩治大肠火。药中肯綮，如鼓应桴，医中之妙，有如此哉。

2.《金世元中药材传统鉴别经验》：【产地】承德为驰名的“道地药材”。

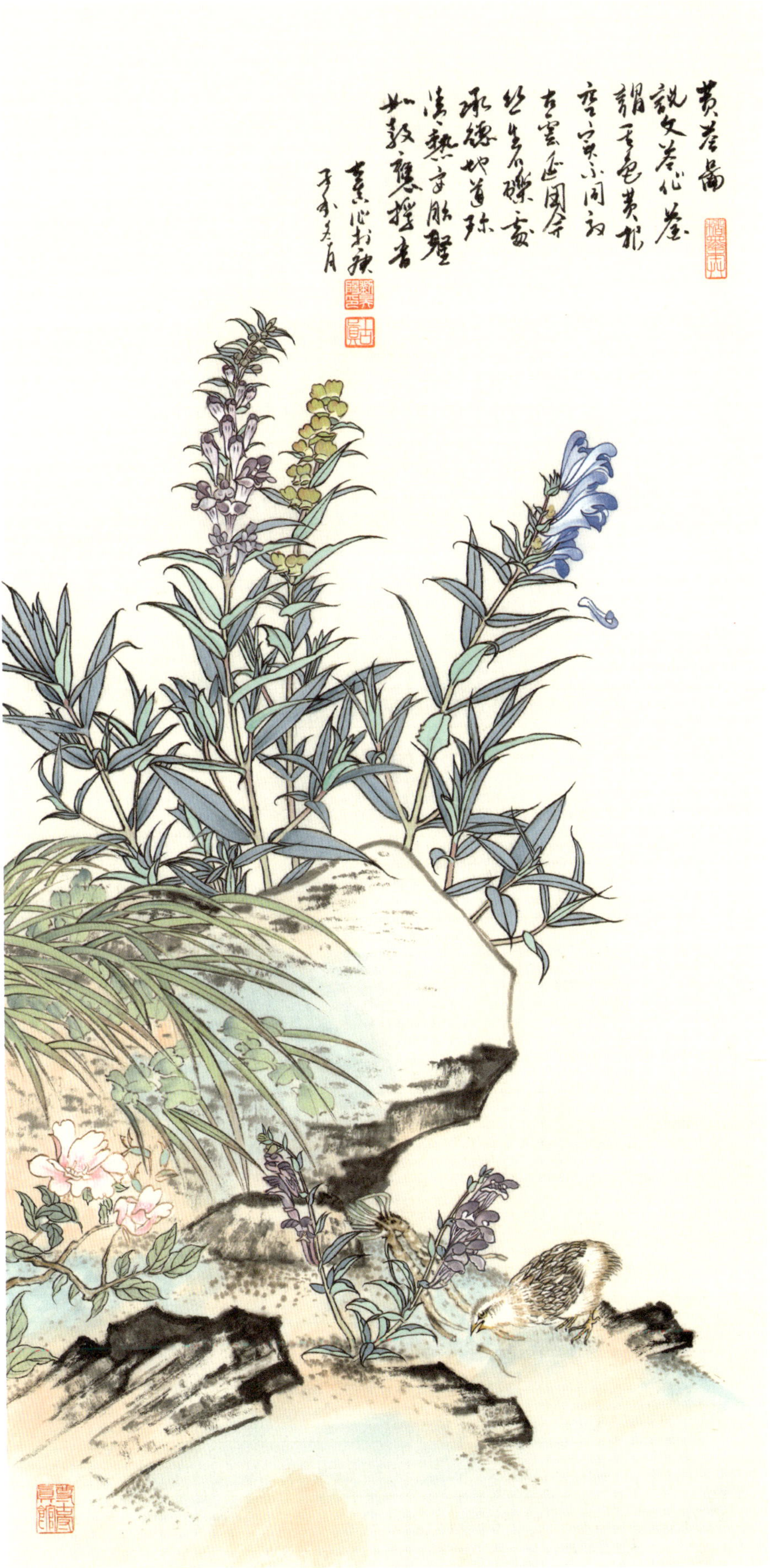

图解：

1. 衬花示花期为夏。
2. 石砾、草地示野生黄芩喜生石砾质山顶草地、山坡。

姜 黄

状似郁金根类姜，
花先叶后盘屈黄。
春生野少多家种，
无子栽莳宝鼎香。
药之不广染用广，
蜀产气辛质优强。
形似另有称莪药，
功效同异细辨详。

注解：

1.《〈本草纲目〉研究》：【集解】苏恭曰，姜黄根叶都似郁金。苏颂曰，春末方生，其花先生，次方生叶，不结实。根盘屈黄色，类生姜而圆，有节。【释名】（又名）宝鼎香。

2.《金世元中药材传统鉴别经验》：【产地】以四川产品为优。本品药用量不大，多作染料和食物调色剂使用。【历史】《新修本草》云，“……西戎人谓之莪药”。

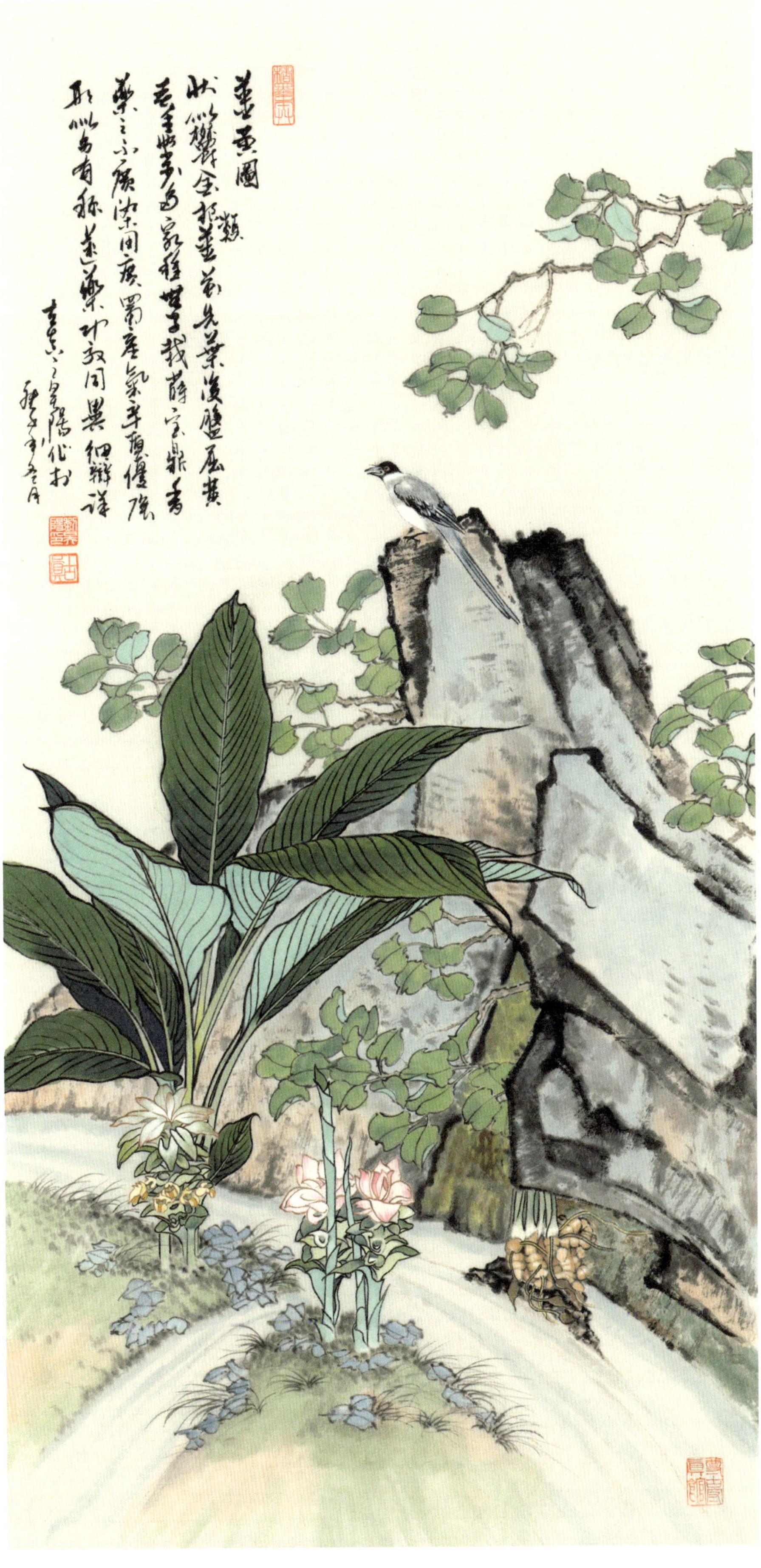

图解：

1. 衬树等示花期为夏，其他示排水好、土层深厚、土壤疏松的冲积土环境。
2. 小株示其先花后叶特性。

京大戟

名因根辛戟人喉，
今人常混红戟投。
来源有异性别效，
守真慎择消民忧。
野生近道疏林下，
茎空浆白秋冬收。
清利痰涎主泄水，
孕禁甘草不同修。

注解：

1.《中药大辞典》：基原为大戟科大戟属植物大戟的根。大戟，又名“京大戟”。
2.《〈本草纲目〉研究》：大戟条【释名】时珍曰，其根辛苦，戟人咽喉，故名。
3.《金世元中药材传统鉴别经验》：【历史】红大戟与京大戟来源不同，性状有别，效用有异。【附注】当前所用的大戟主要为红大戟。

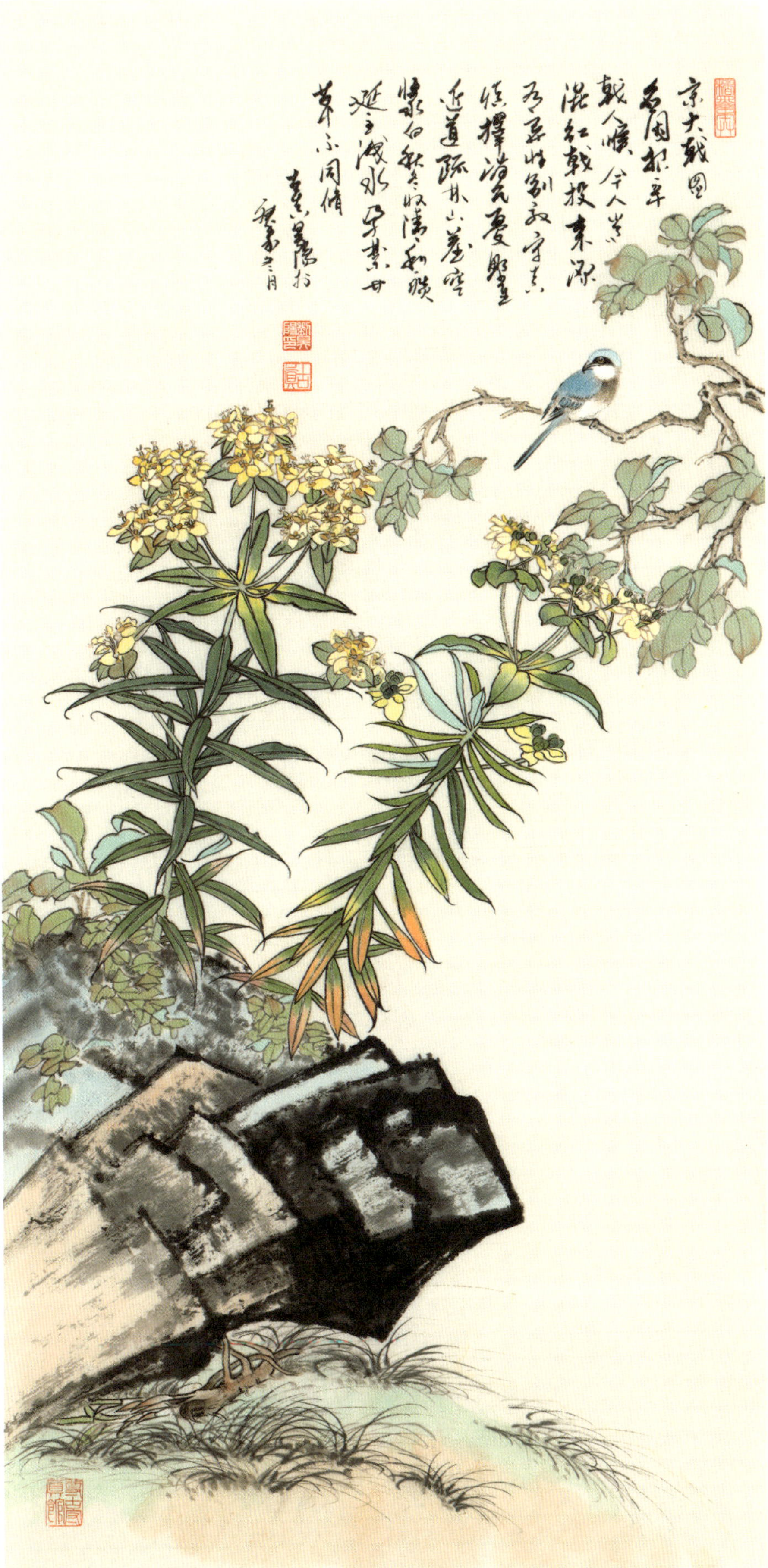

图解:

1. 画面两株分别示花状和果状。
2. 衬树示花期为夏，其他示其野生于山坡、路旁、荒地、草丛、林缘及疏林下。

桔　梗

名因根实而梗直，
产别南北效同施。
自古此品有甜苦，
从来苦者剂方知。
茎高花似牵牛属，
秋采质佳体坚实。
宣肺利咽嫩食用，
诸药不沉舟楫驰。

注解：

1.《〈本草纲目〉研究》：【释名】时珍曰，此草之根结实而梗直，故名。【发明】刘元素曰，桔梗清肺气，利咽喉……与甘草同行，为舟楫之剂……所以诸药有此一味，不能下沉也。
2.《本草图经》：嫩时可煮食，茎高……夏开小花紫碧色，颇似牵牛花。
3.《金世元中药材传统鉴别经验》：【历史】自古桔梗有甜苦之别，苦桔梗是真正的桔梗。【产地】有南桔梗与北桔梗之分。

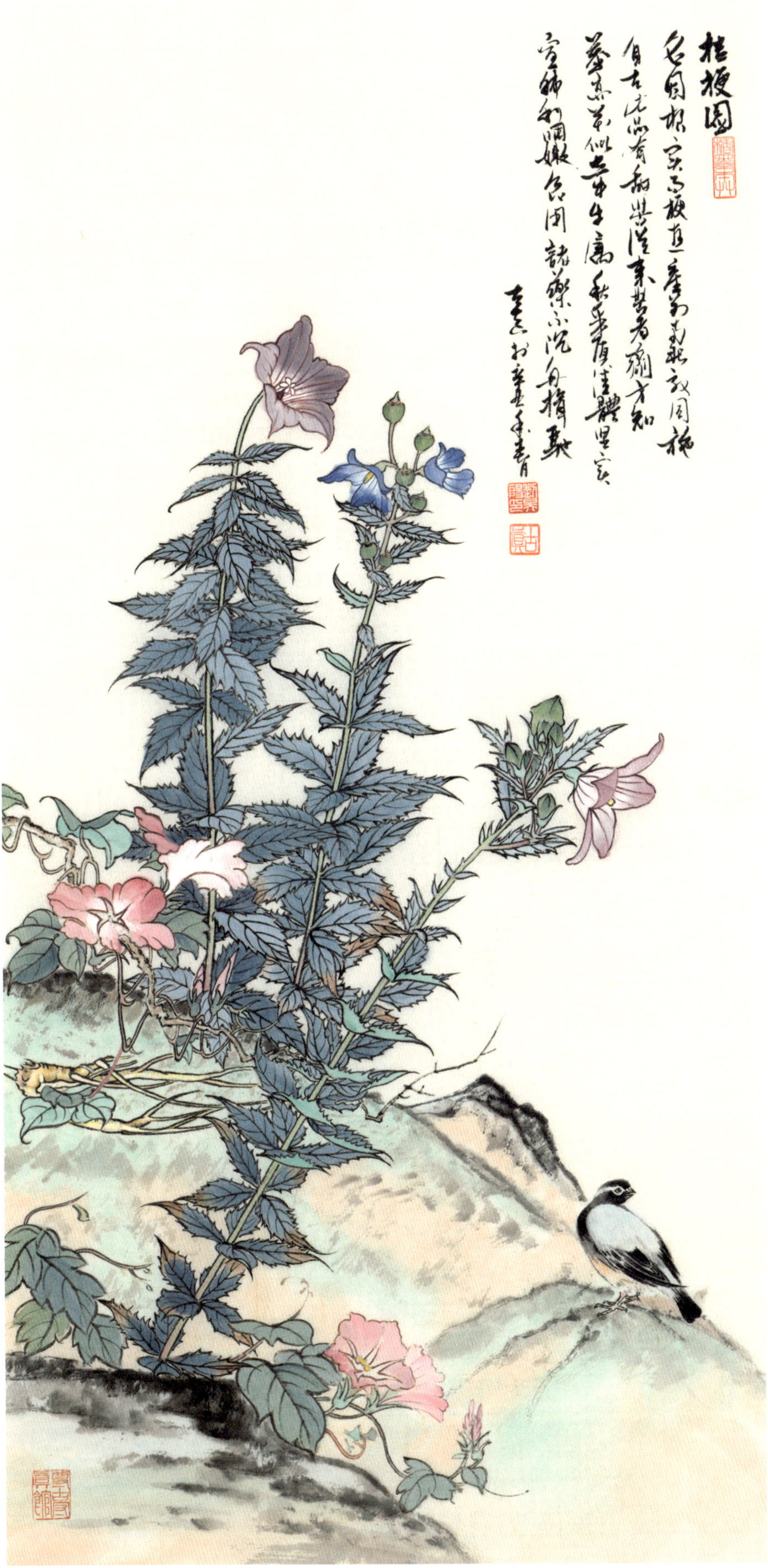

图解：

1. 三株桔梗分别示茎顶单花、多花、蕾状、果状。
2. 衬花示花期为夏，其他示其生于山地草坡、林缘。

苦　参

名以形味功，
株高根深生。
近道处处有，
野品坡草丛。
荚果串珠状，
种育三载成。
气微味极苦，
清热燥湿灵。

注解：

1.《〈本草纲目〉研究》：【释名】地槐、水槐、野槐……时珍曰，苦以味名，参以功名，槐以叶形名也。

2.《金世元中药材传统鉴别经验》：苦参乃深根植物。本品原为野生，今种子繁殖，播种后三年采收。味极苦。

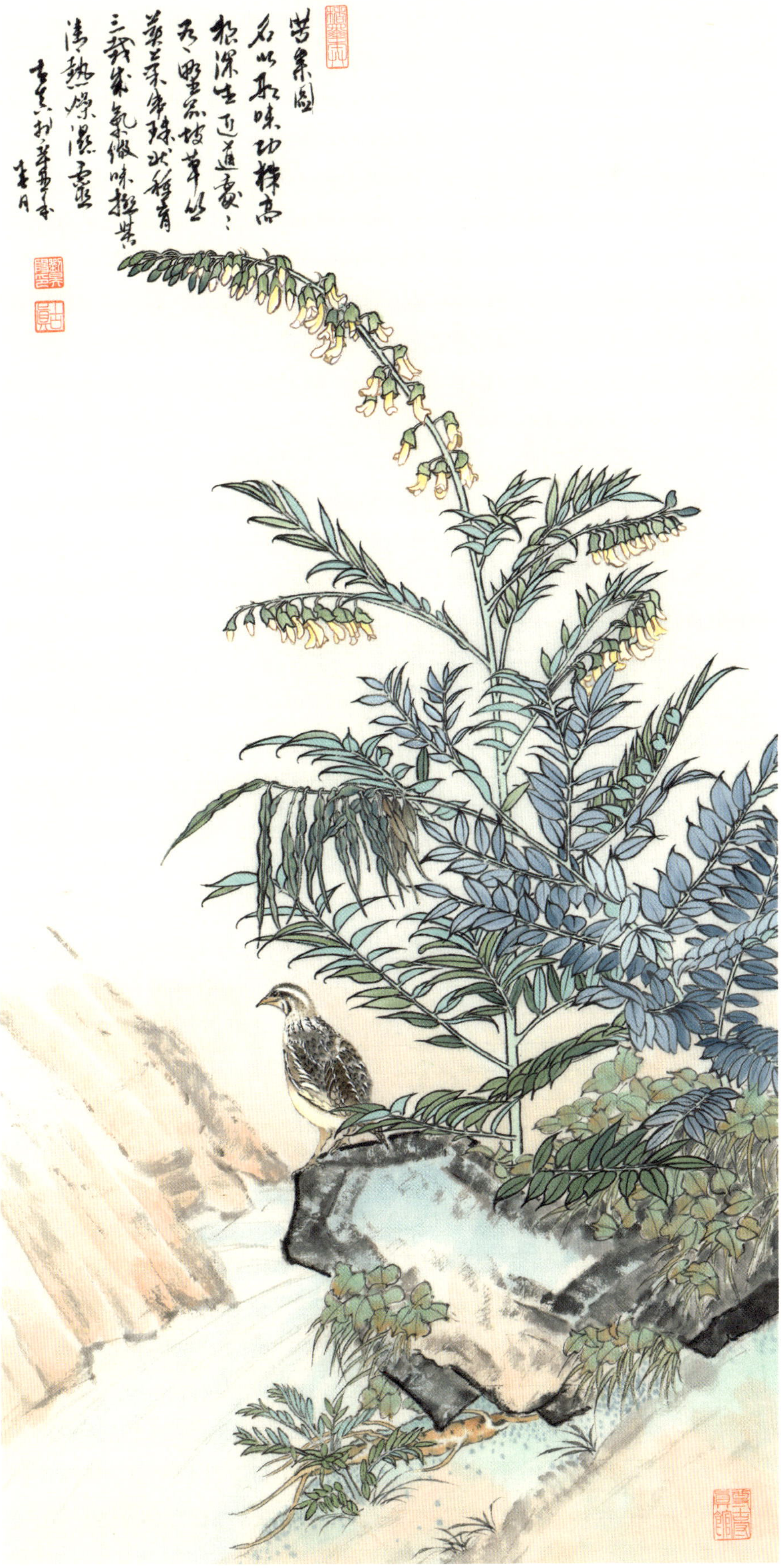

图解：

1. 两株分别示花、果状态。
2. 其他示其生于砂质地或向阳山坡草丛及溪沟边。

龙 胆

条叶三花滇本源，
入药同为根茎煎。
味如苦胆龙葵叶，
因以为名古今沿。
质优道地出东北，
根条十余簇生寒。
花作铃铎色青碧，
清热肝胆现用宽。

注解：

1.《中药大辞典》：基原为龙胆科龙胆属植物龙胆、条叶龙胆、三花龙胆和滇龙胆的根和根茎。
2.《〈本草纲目〉研究》：【释名】志曰，叶如龙葵，味苦如胆，因以为名。
3.《本草图经》宿根黄白色，下抽根十余条……七月开花，如牵牛花，作铃铎（铃铛）状，青碧色。
4.《金世元中药材传统鉴别经验》：以黑、吉、辽、内蒙古产量大，质量优。

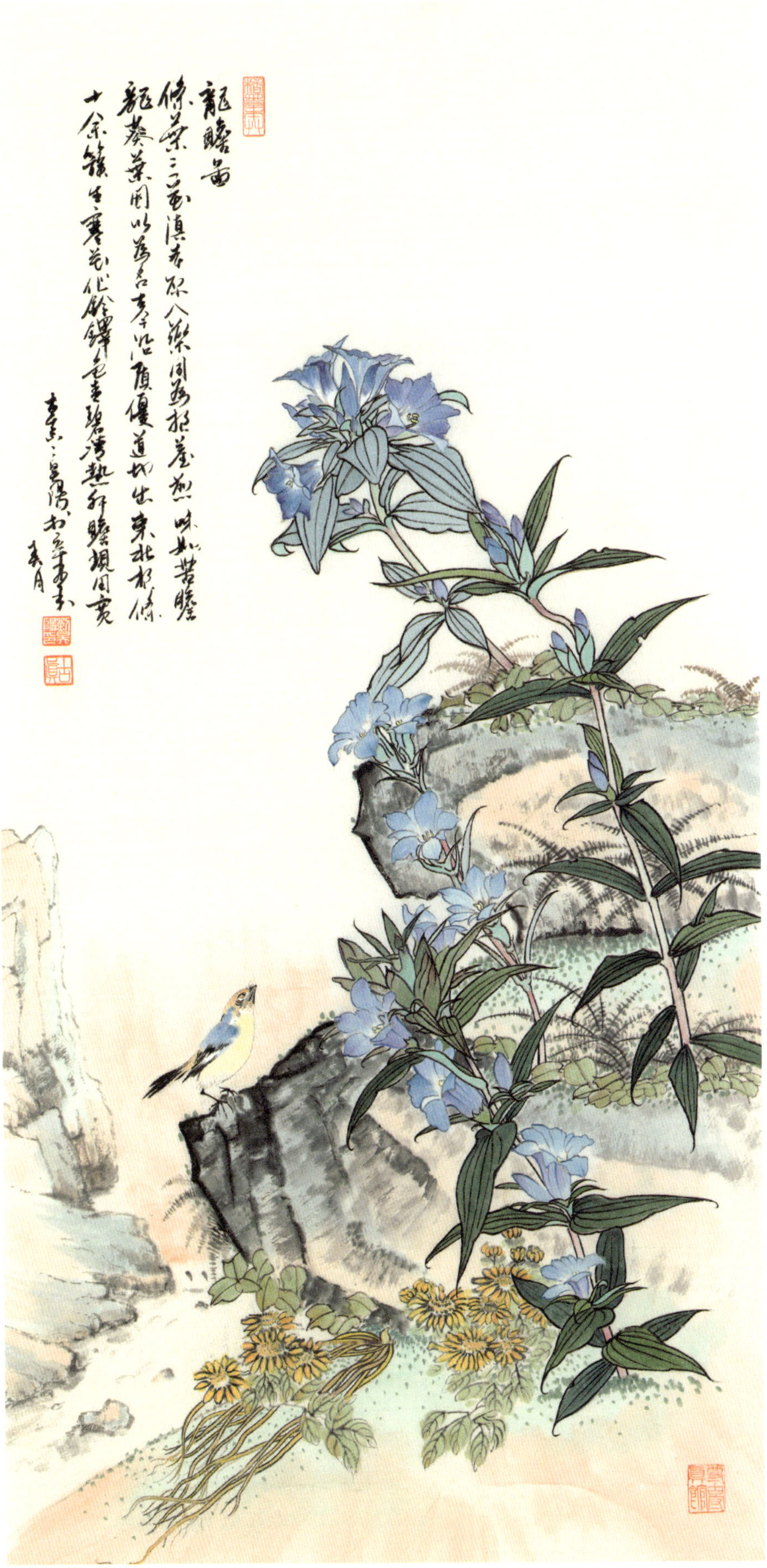

图解：

1. 画面上下左右分别为滇龙胆、龙胆、条叶龙胆和三花龙胆。
2. 衬花示花期为秋，其他示其生于山坡草地、路边、河滩灌丛以及林下草甸。
3. 四龙胆根和根茎皆相似，故以一簇生根示之。

漏　芦

其原祁禹州，
名因秋黑由。
禹产南习用，
祁出北常投。
此草根于野，
秋收效最优。
消热下妇乳，
不群高摇头。

注解：

1.《中药大辞典》：基原为菊科漏芦属和蓝刺头属植物祁州漏芦、禹州漏芦的根。
2.《〈本草纲目〉研究》：【释名】时珍曰，屋之西北黑处谓之漏，凡物黑色谓之卢（今引申为芦）。此草秋后即黑，异于众草，故有漏卢（芦）之称。
3.《金世元中药材传统鉴别经验》：【附注】禹州漏芦为南方习用品，北京地区习惯应用祁州漏芦。本品为多年生草本，均为野生。采挖时在距离很远处草丛中可见高于其他植物的蓝色球形的头状花序即为禹州漏芦（祁州漏芦也为花序顶生）。

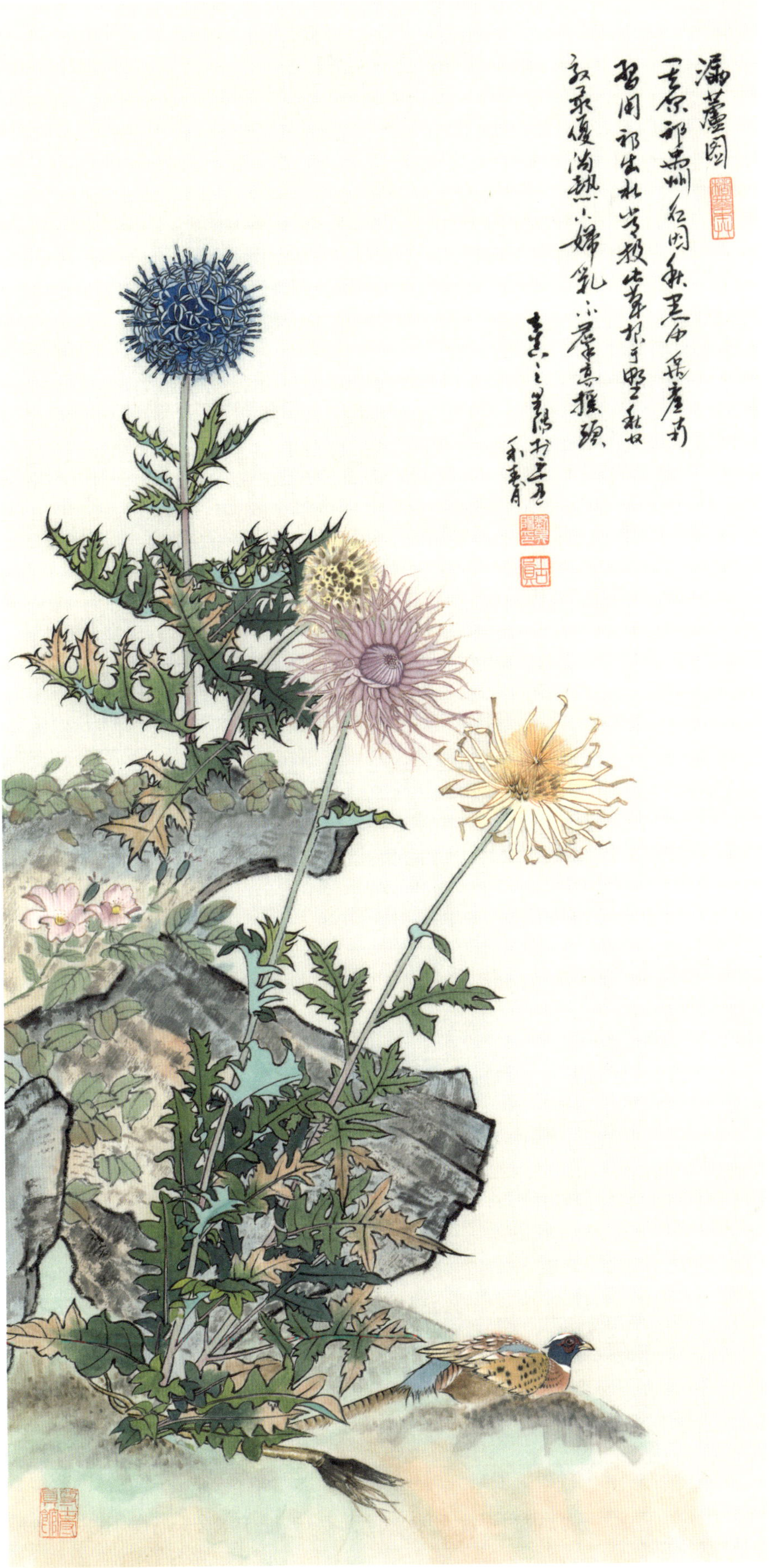

图解：

1. 画面上下两丛分别为禹州漏芦和祁州漏芦，分示花状、果状。
2. 衬花示花期为夏，其他示其生于林缘、干燥山坡、草丛向阳处。

麦　冬

（麦门冬）

根似麦者须曰门，
凌冬不凋名古今。
植株麦冬沿阶草，
浙蜀本品道地寻。
古用惟野后种莳，
雨沛间作喜庇荫。
质柔气香黏口最，
安魂定魄宜清心。

注解：

1.《中药大辞典》：基原为百合科植物麦冬（沿阶草）的块根。

2.《〈本草纲目〉研究》：【释名】时珍曰，麦须曰虋，此草根似麦而有须，其叶如韭，凌冬不凋，故谓之麦虋冬。俗作门冬，便于字也。【主治】治五劳七伤，安魂定魄。【集解】时珍曰，古人唯用野生者，后世所用多是种莳而成。

3.《金世元中药材传统鉴别经验》：【历史】浙麦冬、川麦冬为道地药材。【生产概况】喜气候温暖，雨量充沛，庇荫大……的环境。【品质】以……质柔、有香气、嚼之发黏者为佳。

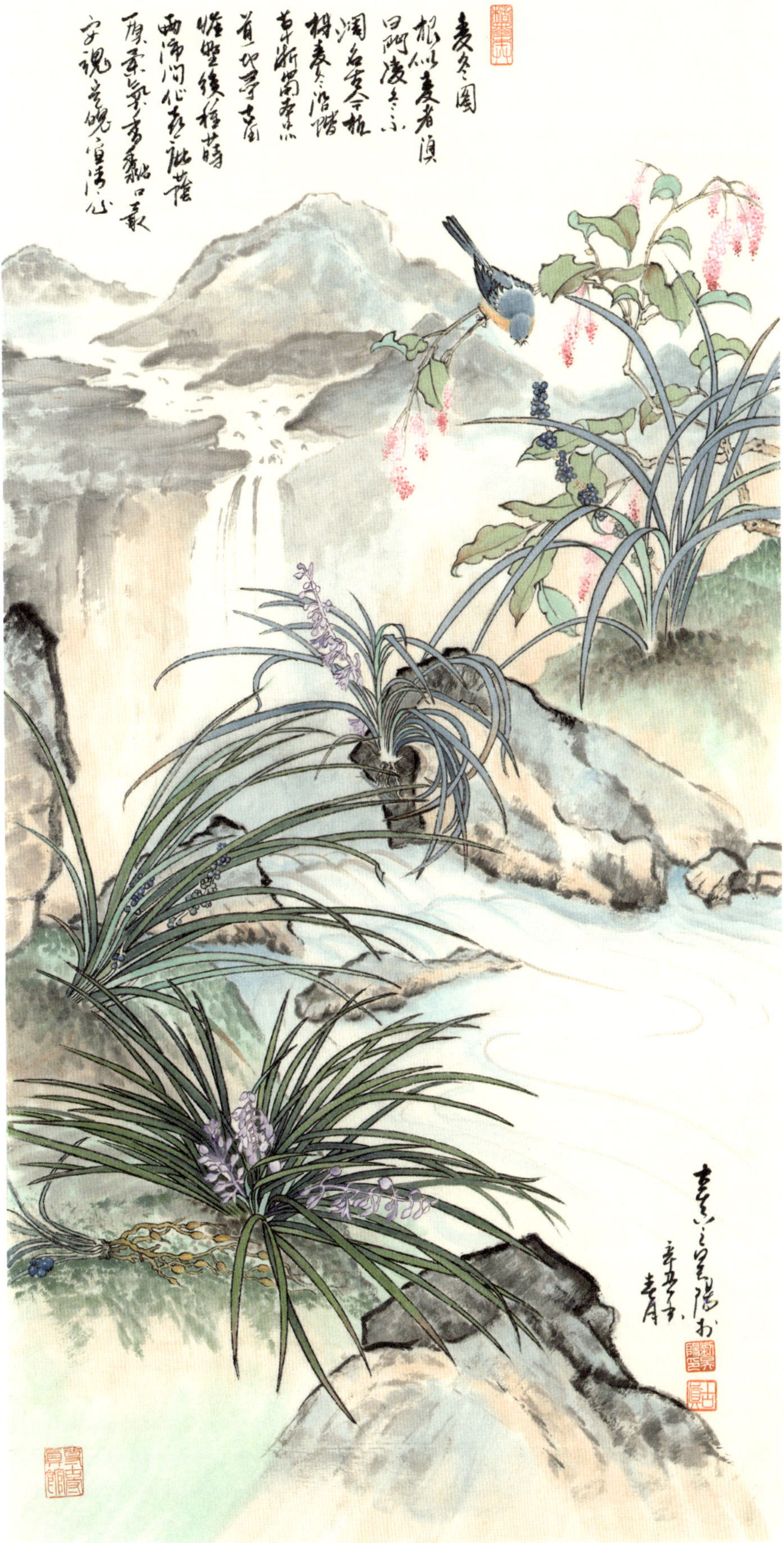

图解:

1. 画面上两株为沿阶草，下两株为麦冬，分别示花状和果状，主要区别沿阶草花葶与叶近等长。
2. 衬花示花期为夏，其他示其生于海拔 600 ～ 3400 米的山坡、山谷、溪边潮湿处、沟边或林下。
3. 两者根相似故以一根示之。

木 香

根肥油大味浓香，
古用均系南番邦。
今行栽莳量足效，
丽江采蓄功佳强。
本名蜜香因香蜜，
与它重称讹此芳。
制香疗疾皆可取，
升降诸气三焦康。

注解：

1.《〈本草纲目〉研究》：【释名】时珍曰，木香，草类也。本名蜜香，因其香气如蜜也。缘沉香中有蜜香，遂讹此为木香尔。【集解】时珍曰，木香，南番诸国皆有。【发明】时珍曰，木香乃三焦气分之药，能升降诸气。【集解】弘景曰，今皆以合香……

2.《金世元中药材传统鉴别经验》：【产地】以云南丽江地区气候、土壤等自然条件适合云木香生长，故产品根条肥壮、油性大、香气浓郁为优。

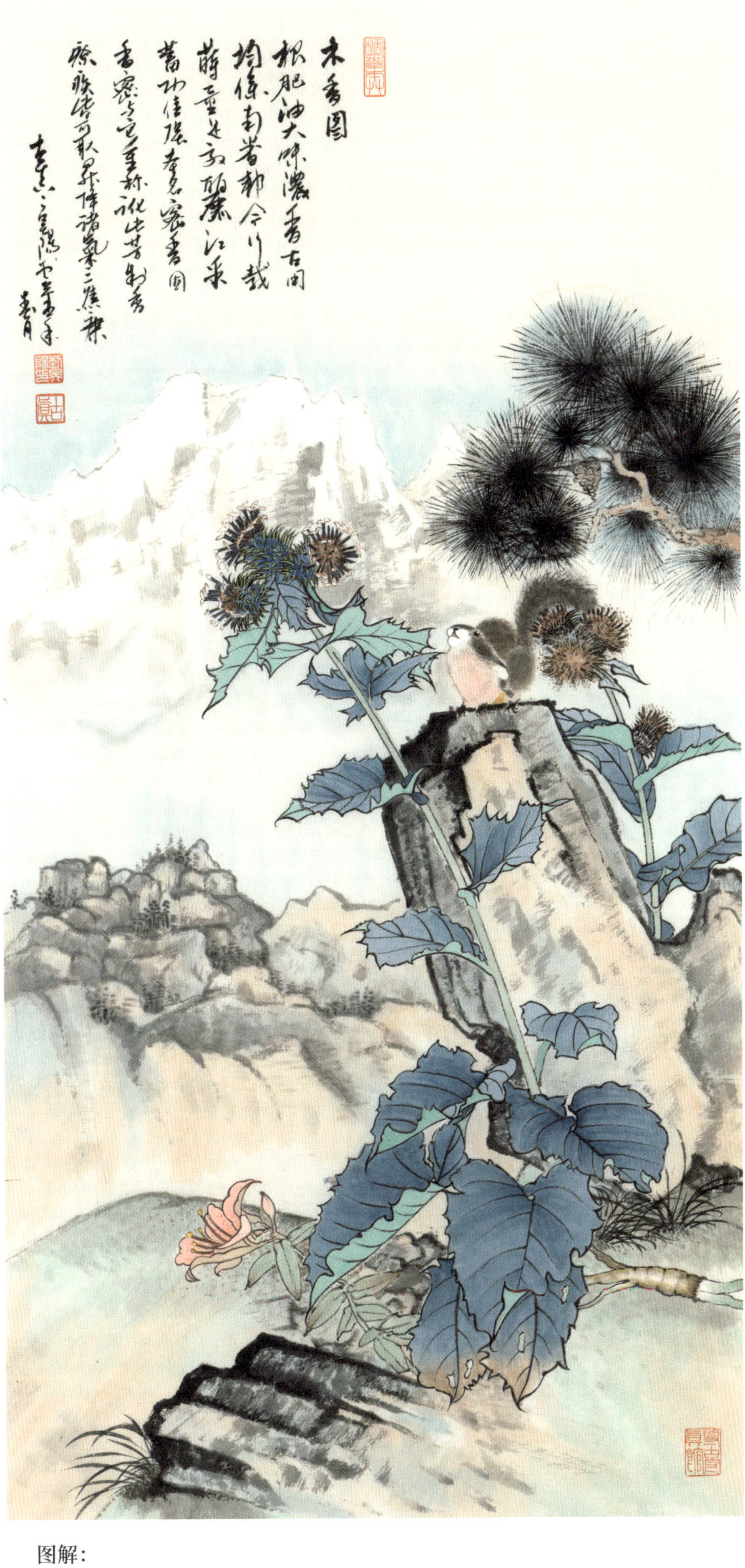

图解：

1. 画面两株分别示木香的花状和果状。
2. 衬花示花期为夏，其他示其栽培于海拔 2500 ～ 4000 米的高山地区。

南沙参

弘景五参尊五行，
形异疗似有参名。
宜于沙地故称此，
轮叶杏叶沙参灵。
南北功同铃铎摆，
专补肺气体虚轻。
色白归金藜芦反，
属多今用依准绳。

注解：

1.《中药大辞典》：基原为桔梗科沙参属植物沙参、杏叶沙参、轮叶沙参及其同属数种植物的根。

2.《〈本草纲目〉研究》：【释名】弘景曰，此与人参、玄参、丹参、苦参是为五参。其形不尽相类，而主疗颇同。时珍曰，沙参白色，宜于沙地，故名。【集解】时珍曰，沙参处处山原有之，花状如铃铎（铃铛）。

3.《金世元中药材传统鉴别经验》：【产地】应用以轮叶沙参或杏叶沙参为主（以此为绳），多为野生。

4.《本草纲目拾遗》：功同北沙参，而力稍逊。

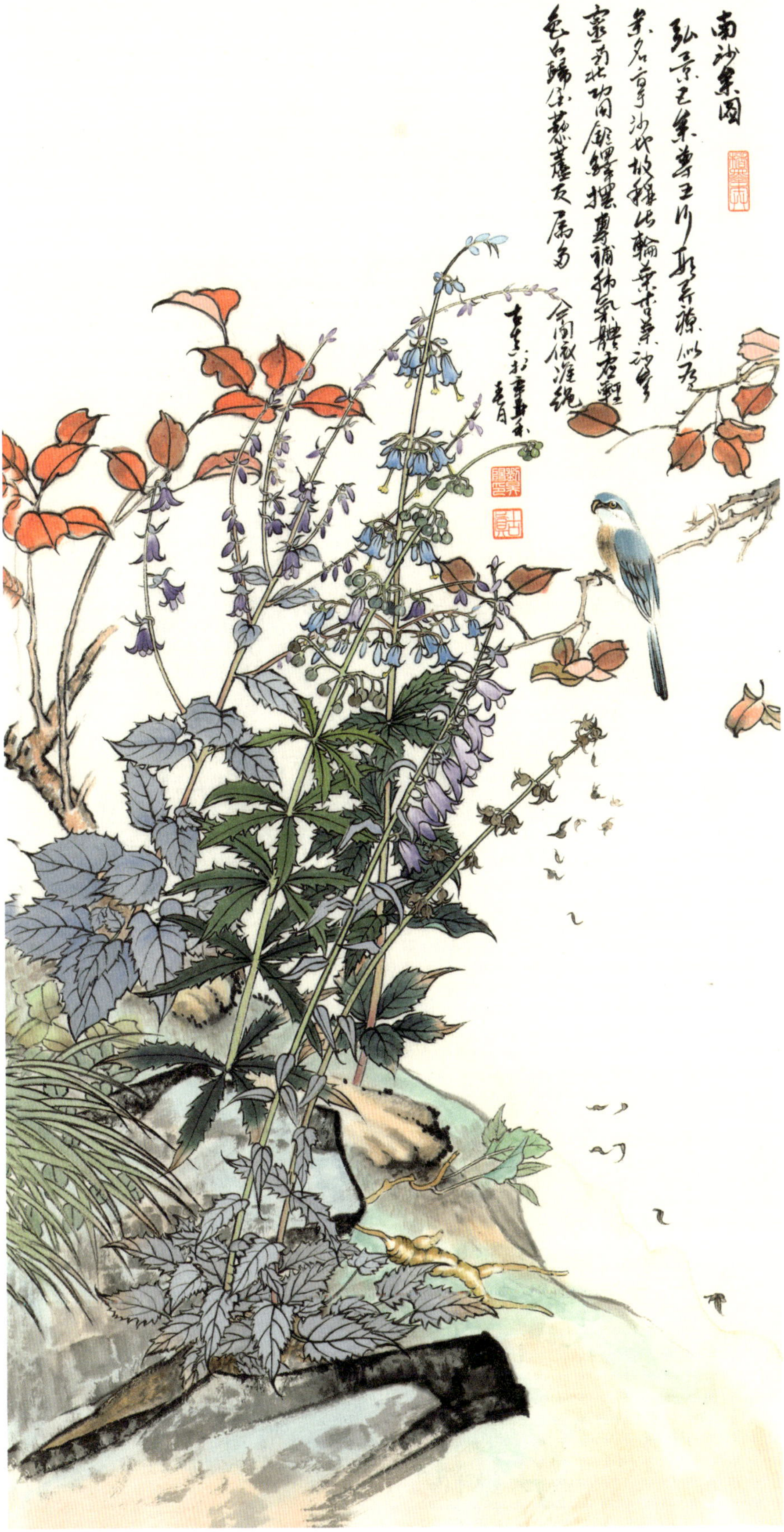

图解：

1. 画面上一株、中两株、下两株分别为杏叶沙参、轮叶沙参和沙参。轮叶沙参分别示叶卵圆形和线状披针形，花果状均有。
2. 衬叶示花期为秋，其他示其生于低山草丛和岩石缝及林内。

牛　膝

名由茎节似牛膝，
又言补功如牛激。
根深栽莳可连作，
历代怀庆道地依。
燥土茎高霜后采，
条粗皮细甜者宜。
孕禁它投辨伪品，
骨痛在下用之奇。

注解：

1.《〈本草纲目〉研究》：【释名】弘景曰，其茎有节，似牛膝，故以为名。时珍曰，其滋补之功，如牛之多力也。朱丹溪曰，牛膝能引诸药下行，筋骨通风在下者，宜加用之。

2.《金世元中药材传统鉴别经验》：【采收】采收宜在立冬至小雪节，此时叶片经霜，由绿变黑时采收。【历史】怀牛膝确认为“道地药材”。【品质】以条粗、皮细、味甜者为优。【注意】孕妇慎用。【附注】除正品怀牛膝外，还有以下不同植物的根在不同地区作怀牛膝使用，实系伪品，应注意鉴别。

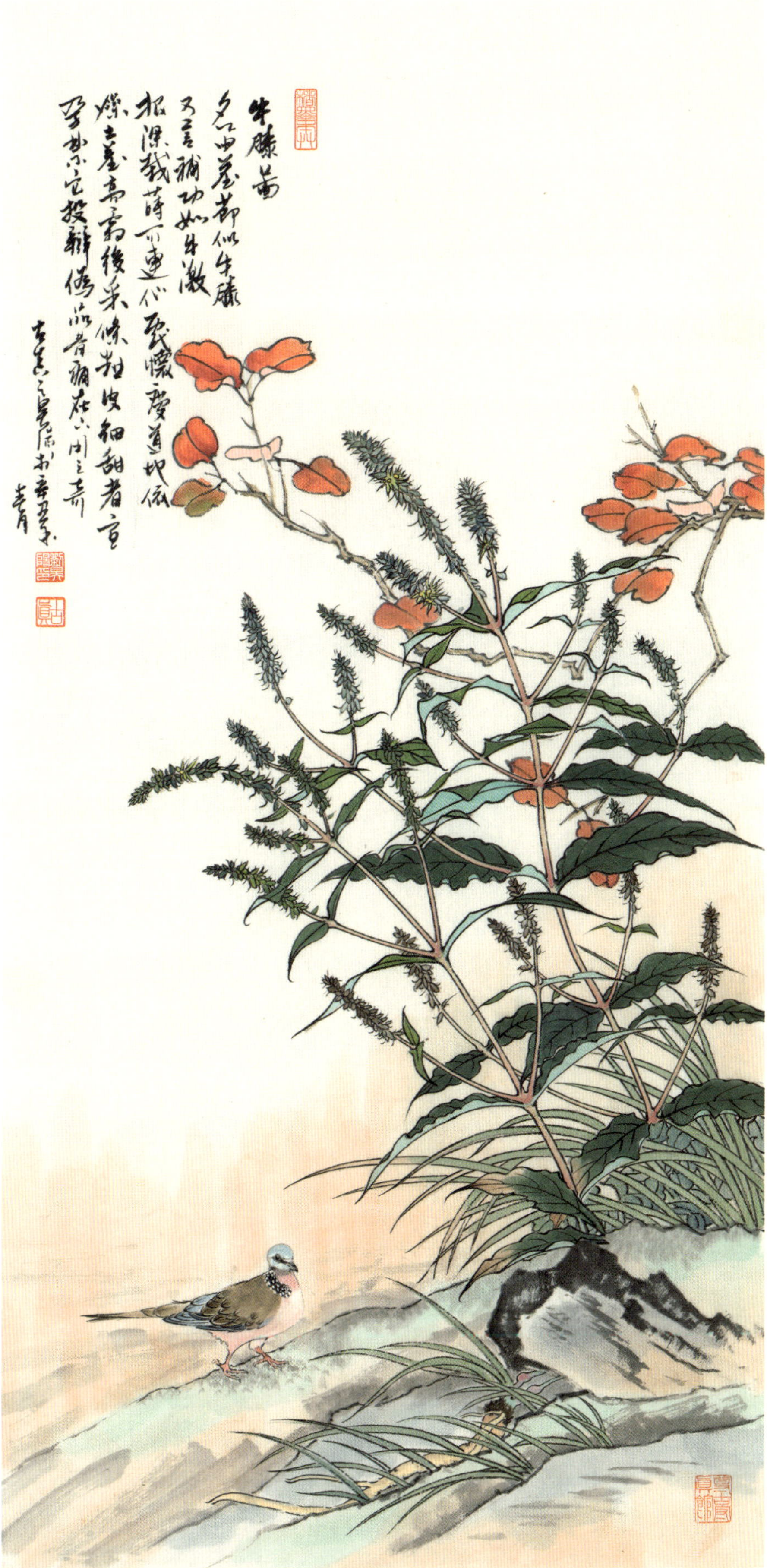

图解：

1. 画面两株分别示对生叶椭圆形或椭圆状披针形。
2. 衬树示花果期为秋，其他示其生于林缘、山坡草丛中。

平贝母

贝皆百合科，
效别冠名多。
此品出东北，
无性鳞茎播。
紫花顶生摆，
钟状俯垂歌。
清肺止咳喘，
反乌遵医说。

注解：

《金世元中药材传统鉴别经验》：【历史】东北地区历来就有平贝母治疗疾病的习惯。【产地】本品原为野生，主要分布于东北长白山区和小兴安岭南部山区，目前来源多为栽培。【生产概况】有性繁殖生长期过长，多不采用。现多采用无性繁殖（鳞茎繁殖）。【注意事项】不宜与乌头类药材同用。

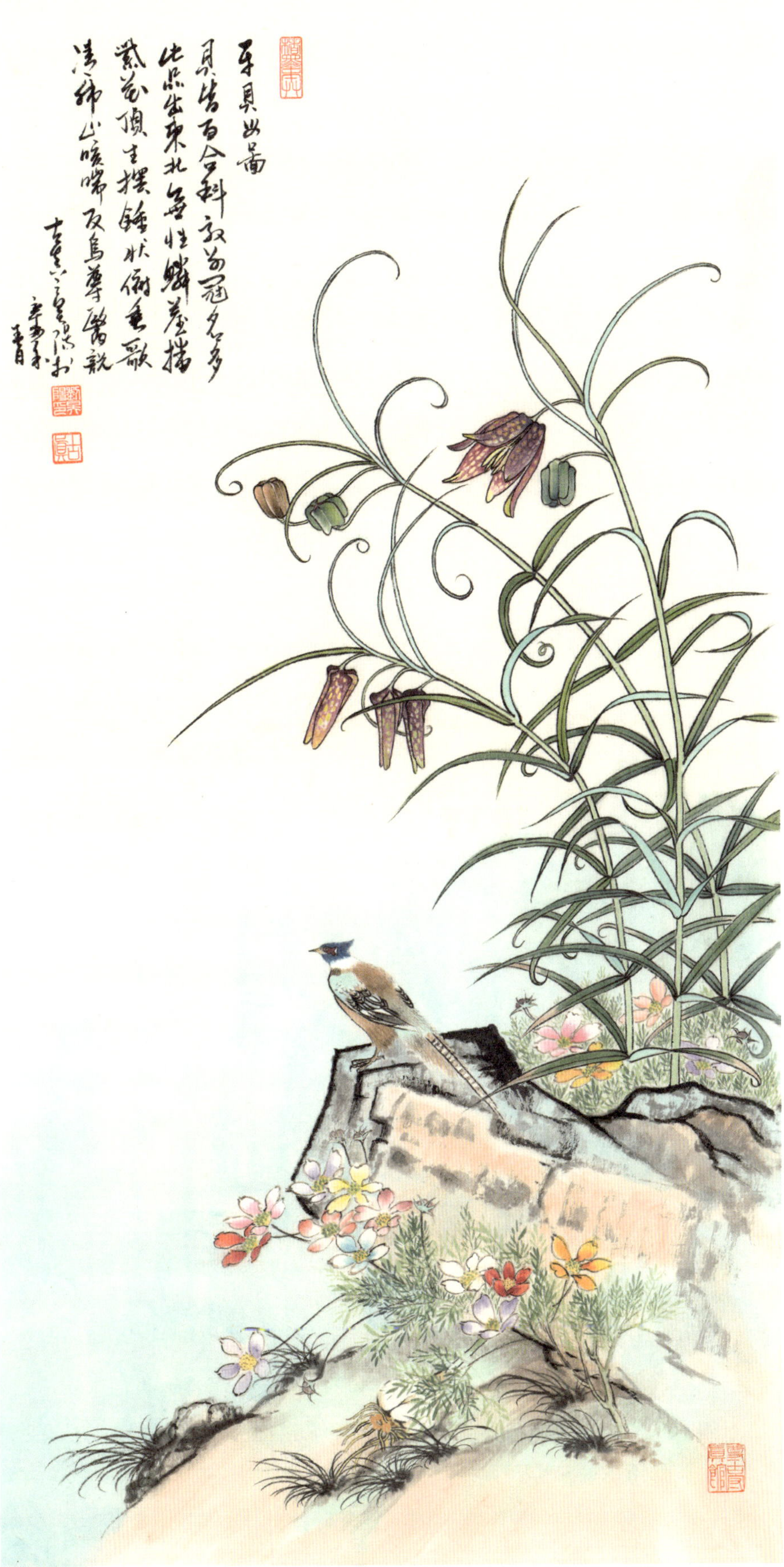

图解：

1. 画面三株平贝母分别示蕾状、花状、果状。
2. 衬花秋英示花期为夏，环境为东北山区。

前　胡

其原花紫白，
名义未解开。
此品有数种，
惟以香者摘。
古今浙产美，
野根高山埋。
功效长下气，
推陈致新来。

注解：

1.《中药大辞典》：基原为伞形科前胡属植物白花前胡和紫花前胡的根。

2.《〈本草纲目〉研究》：【释名】时珍曰，按孙愐《唐韵》作湔胡，名义未解。【集解】时珍曰，前胡有数种，唯以……有香气为真。【发明】时珍曰，其功长于下气……有推陈致新之绩。

3.《金世元中药材传统鉴别经验》：【产地】以浙江产量大，品质优，销全国并出口。【生产概况】本品原是高山野生植物……

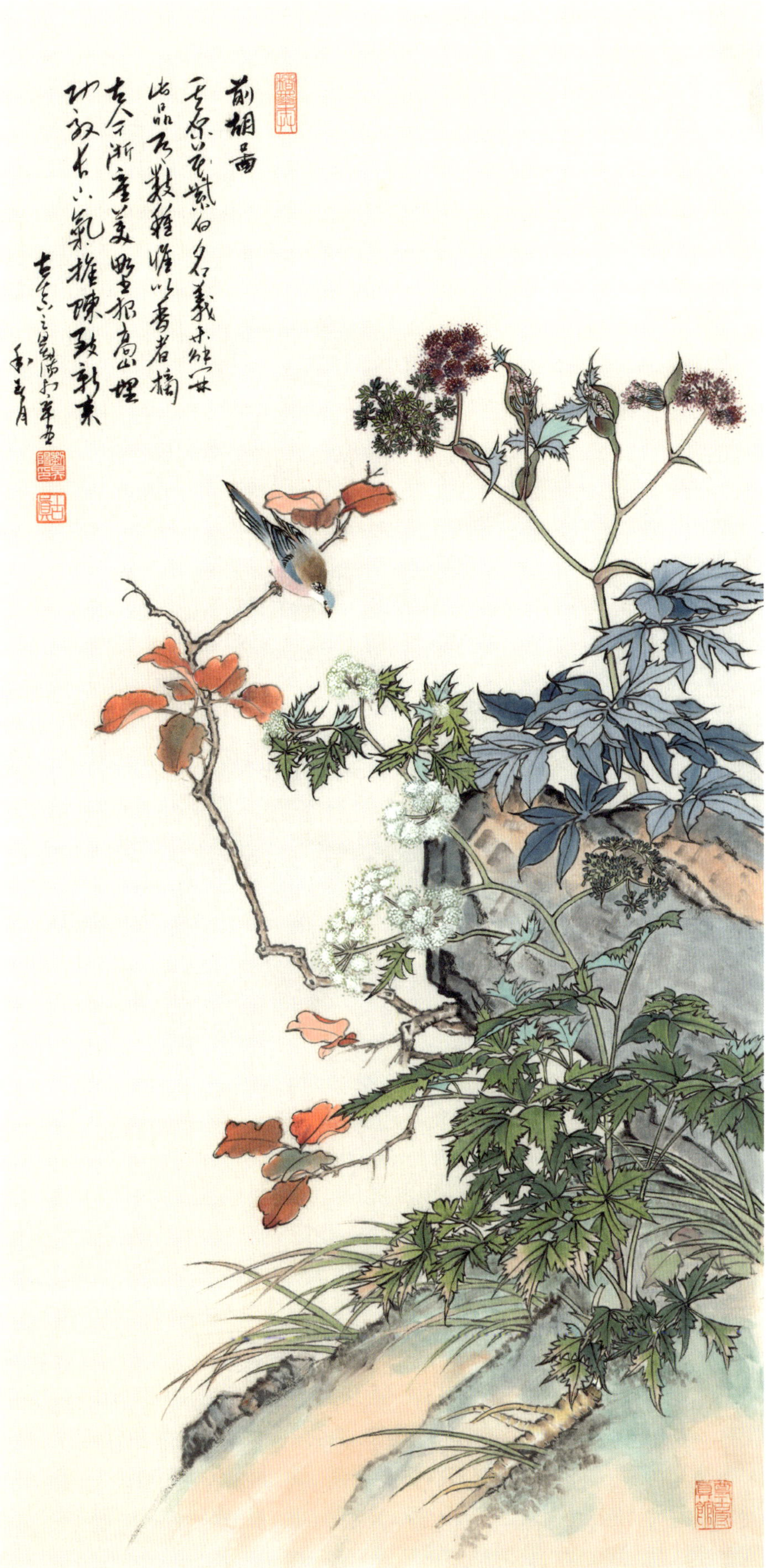

图解：

1. 画面上下分别为紫花前胡和白花前胡。
2. 衬叶示花期为秋，其他示其生于山坡林缘、路旁或半阴性山坡草丛中。

茜 草

释名多解义难详，
苗茜相似误写长。
蔓延丛生阴湿处，
方茎根赤秋采彰。
今用本品同属众，
渭南嵩县量质强。
染绛媚红黄花小，
行血活血专功扬。

注解：

1.《〈本草纲目〉研究》：【释名】时珍曰，按陆佃云……陶隐居本草言……陆机云……土宿真君本草云……陈藏器曰，有名未用，苗根，即茜根也。茜、苗二字相似，传写之误尔，宜并之。
2.《金世元中药材传统鉴别经验》：【历史】对照《政类本草》中的“茜根”，可以认为即是目前广泛应用的茜草。所以藏器释名最接近。【发明】……专于行血活血也。【产地】以陕西渭南、河南嵩县产量大且质量优。【附注】我国不同地区作茜草用的同属植物就有 11 种，5 个变种。
3. 茜草根是历史悠久的染料，发酵后可作红色染剂。

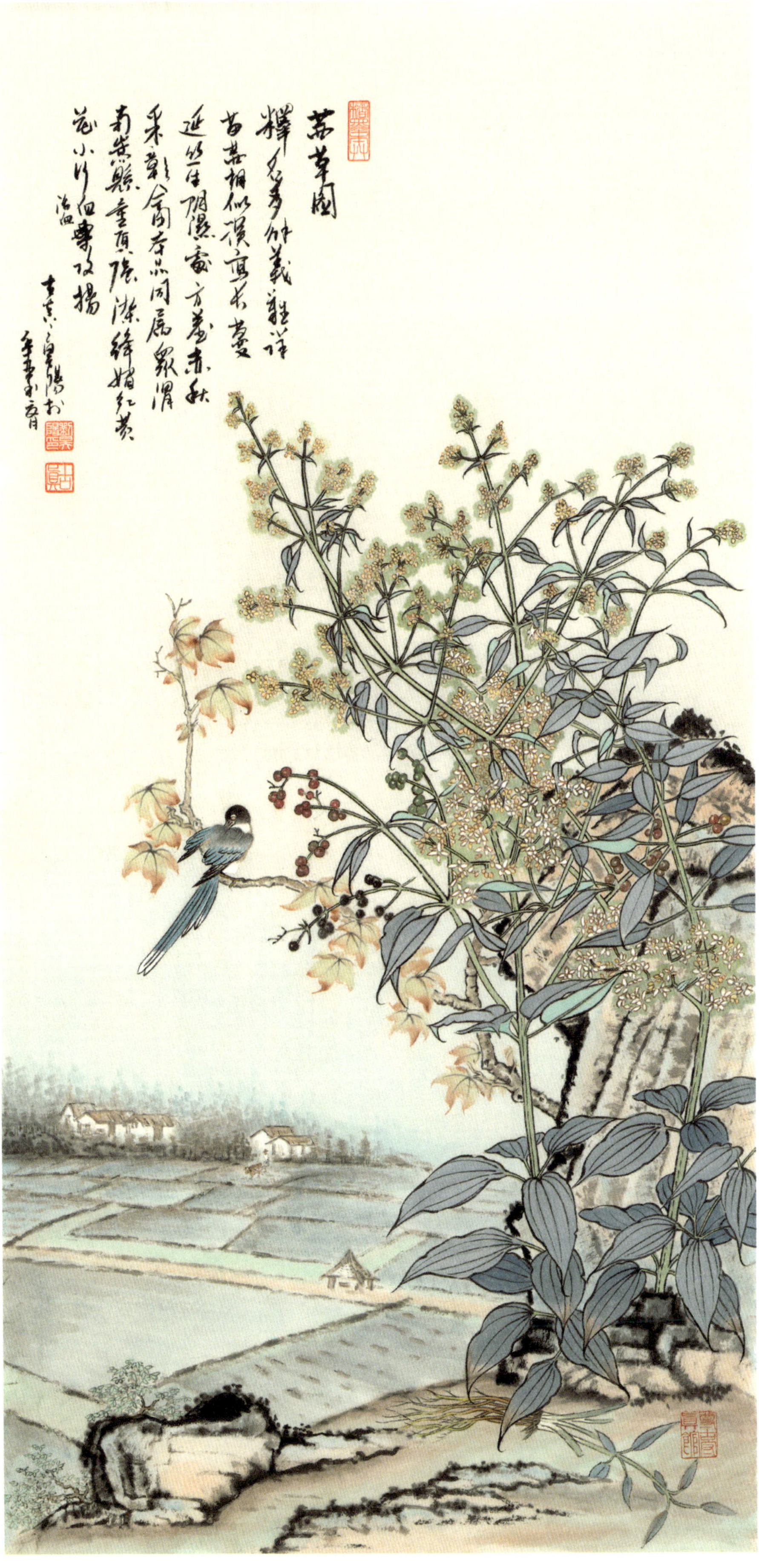

图解：

1. 两株均明示蔓延丛生状，分示花状、果状。
2. 衬树叶示初秋，其他示其生于山坡路旁、沟沿、田边、灌丛及林缘。

羌　活

出自羌地得此名，
曾与独活混不清。
弘景始将二者辨，
阿坝羌族道地从。
来原本品兼宽叶，
栽莳未功多野生。
株高根用高寒处，
味纯散寒祛风功。

注解：

1.《中药大辞典》：基原为伞形科羌活属植物羌活或宽叶羌活的根茎和根。
2.《〈本草纲目〉研究》：【释名】以羌中来者为良，故有羌活。
3.《金世元中药材传统鉴别经验》：【历史】羌活始载于《神农本草经》独活项下，列为别名。陶弘景始将羌活、独活分开。【产地】羌活以四川阿坝藏族羌族自治州产品为“道地药材”。【生产概况】目前多为野生。

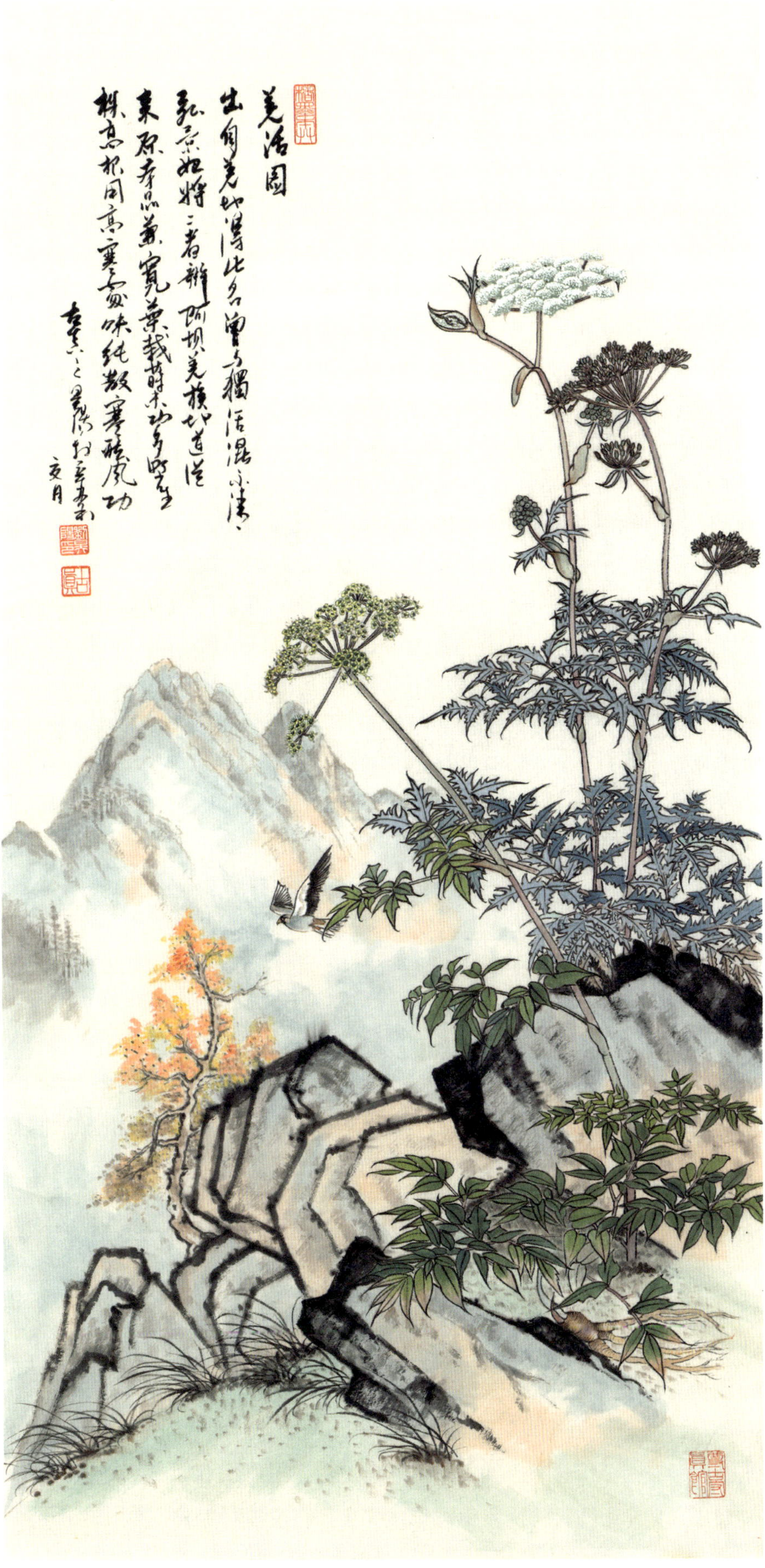

图解：

1. 画面上下分别为羌活和宽叶羌活。两株植物的根相似，故以一根示之。
2. 衬树示花期为夏秋，其他示其生于海拔 2000 ～ 4200 米的林缘、灌丛下、沟谷草丛。

秦艽

根条交纠出秦中，
别名秦糺俗此称。
粗茎麻花达乌里，
来源并有本品从。
亚高山带均野产，
忌光喜阴润湿生。
阳明经药兼肝胆，
充货多混慎辨清。

注解：

1.《中药大辞典》：基原为龙胆科龙胆属植物秦艽、粗茎秦艽、麻花秦艽、达乌里秦艽的根。

2.《〈本草纲目〉研究》：【释名】时珍曰，秦艽出秦中，以根作螺纹交纠者佳，故名秦艽、秦糺。（糺古同纠，为何以“艽”代“糺”未详）。【发明】时珍曰，秦艽，手足阳明经药也，兼入肝胆，故手足不遂，黄疸烦渴之病须之。

3.《金世元中药材传统鉴别经验》：【生产概况】野生于亚高山……忌阳光……商品供应仍靠野生。【附注】商品货源很混乱……注意鉴别。

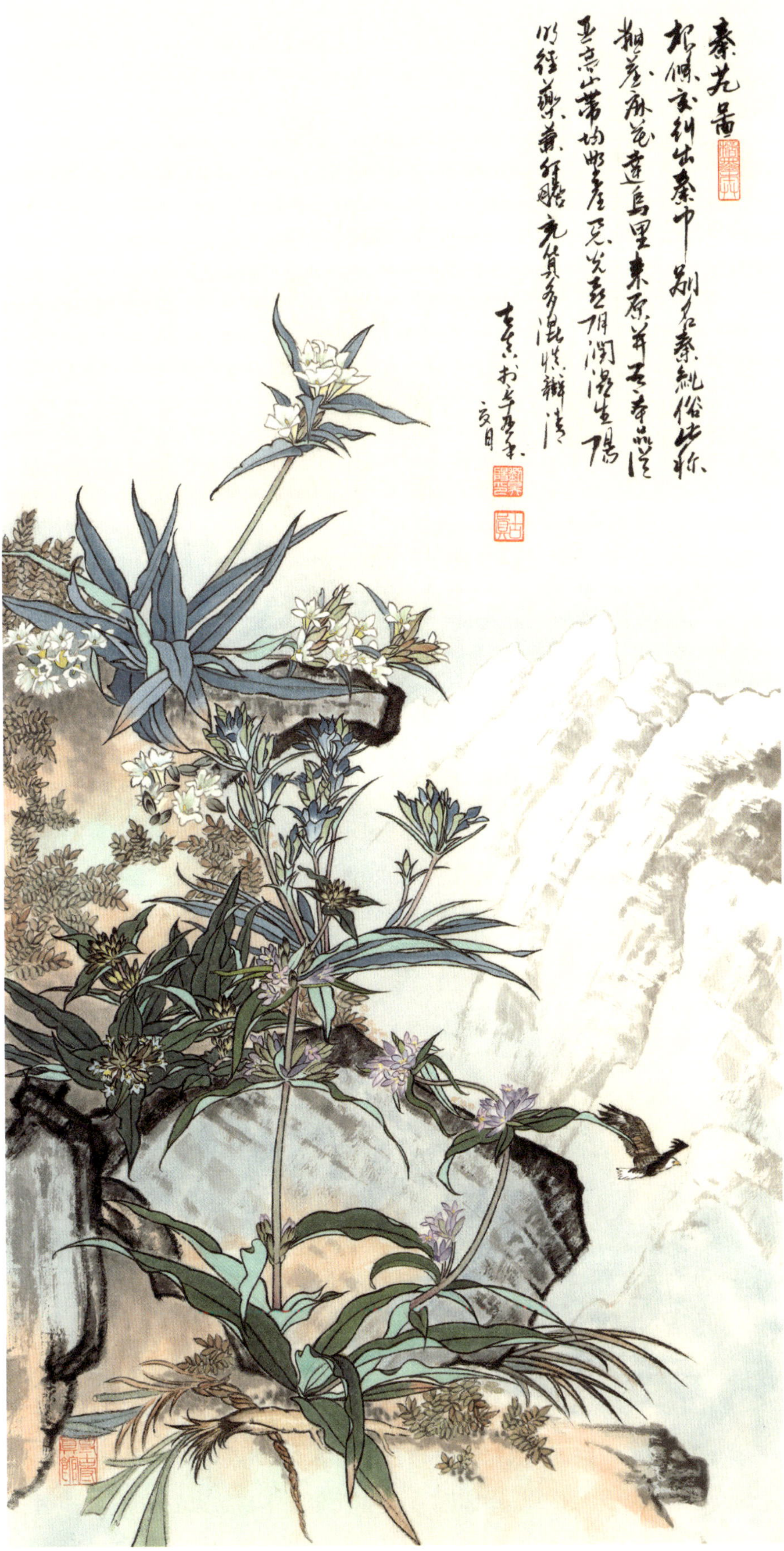

图解：

1. 画面由高至低分别为麻花秦艽、达乌里秦艽、粗茎秦艽、秦艽。
2. 衬树示花期为夏秋，其他示其生于海拔 2100 ～ 4500 米的高山草甸、山坡草地灌丛等。

拳　参

别号紫参称，
名义尚未明。
基原耳叶蓼，
兼有本品行。
宿根野生广，
春秋忙药农。
主疗诸血症，
归青入肝经。

注解：

1.《中药大辞典》：基原为蓼科蓼属植物拳参或耳叶拳参的根茎。
2.《〈本草纲目〉研究》：紫参条【集解】拳参条系外类移入（《唐本草》中所载紫参及《本草图经》的晋州紫参，为蓼属拳参组植物。故本品亦即本草紫参中的一种。故本条依本卷中“紫参”条）。拳参名义未明。【发明】时珍曰，……故治诸血病。丹参【释名】时珍曰，牡蒙入肝曰紫参。
3.《金世元中药材传统鉴别经验》：【生产概况】本品为宿根草本，野生于山坡、草丛等。

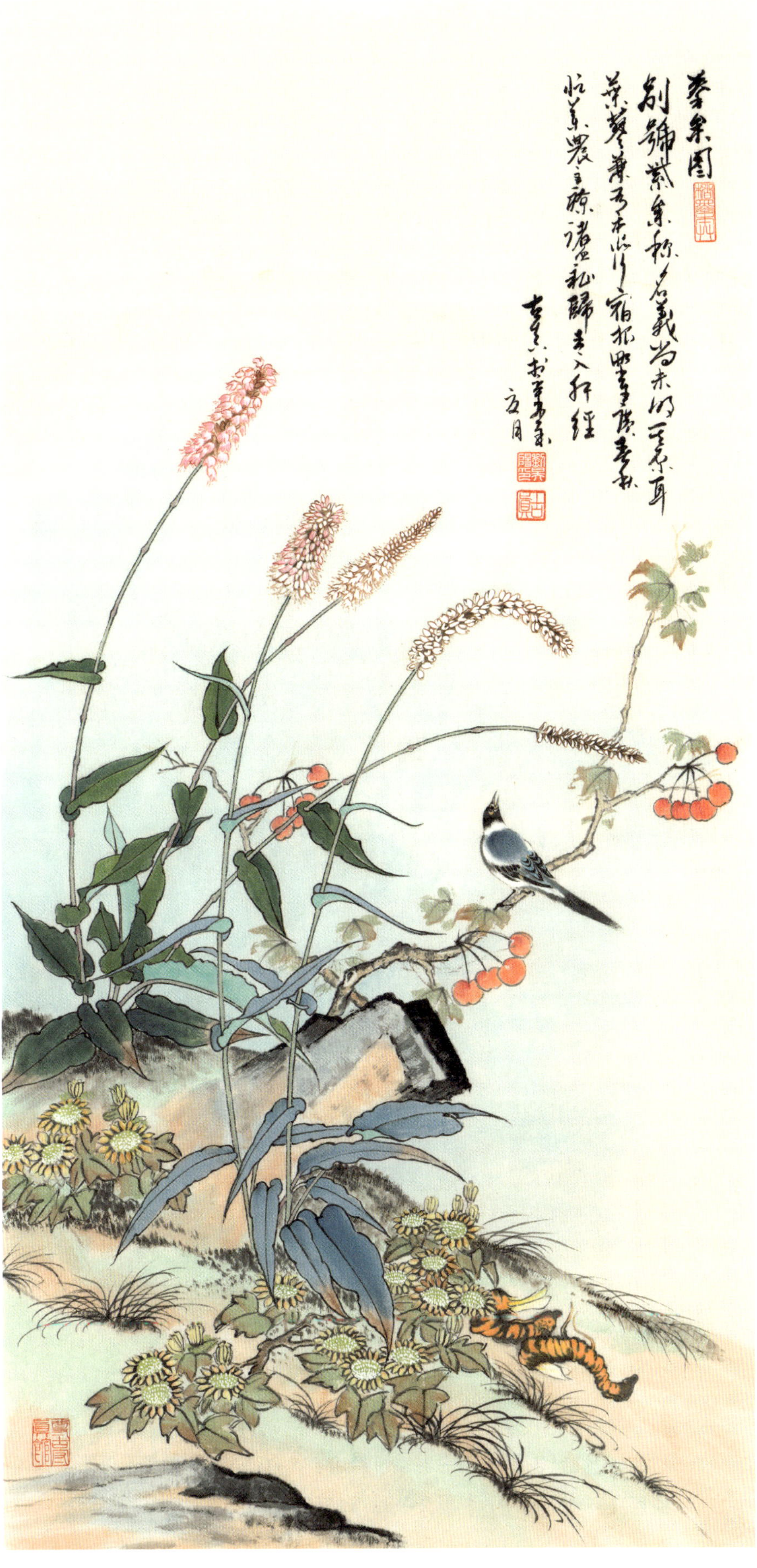

图解：

1. 画面上下分别为耳叶拳参和拳参。
2. 衬花果示花期为秋，其他示其生于山野草丛或林下阴湿处。

人 参

年深浸渐古称蓡，
字繁遂以参星吟。
承误日久不变矣，
根似人形故有云。
为药切要同甘草，
背阳向阴生密林。
种靠风吹兽鸟带，
累代觅采今难寻。
现用野廖园畦产，
上党绝迹长白勋。
安神定魄补元气，
金井玉阑药王尊。

注解：

1.《〈本草纲目〉研究》：【释名】时珍曰，人蓡年深，浸渐长成者，根如人形，有神，故谓之人蓡、神草。后世因字文繁，遂以参星（猎户座的第一亮星）之字代之，从简便尔。然承误日久，亦不能变矣。【集解】时珍曰，人参……俗名金井玉阑也。弘景曰，人参为药切要，与甘草同功。

2.《金世元中药材传统鉴别经验》：野山参本品系种子繁殖，其种子靠风吹、水冲或兽鸟所带。【历史】当今药材市场所售的商品人参均系栽培品。园参指栽培在参园中的人参（园畦，参园中划出的小区。野廖，野外空旷地）。

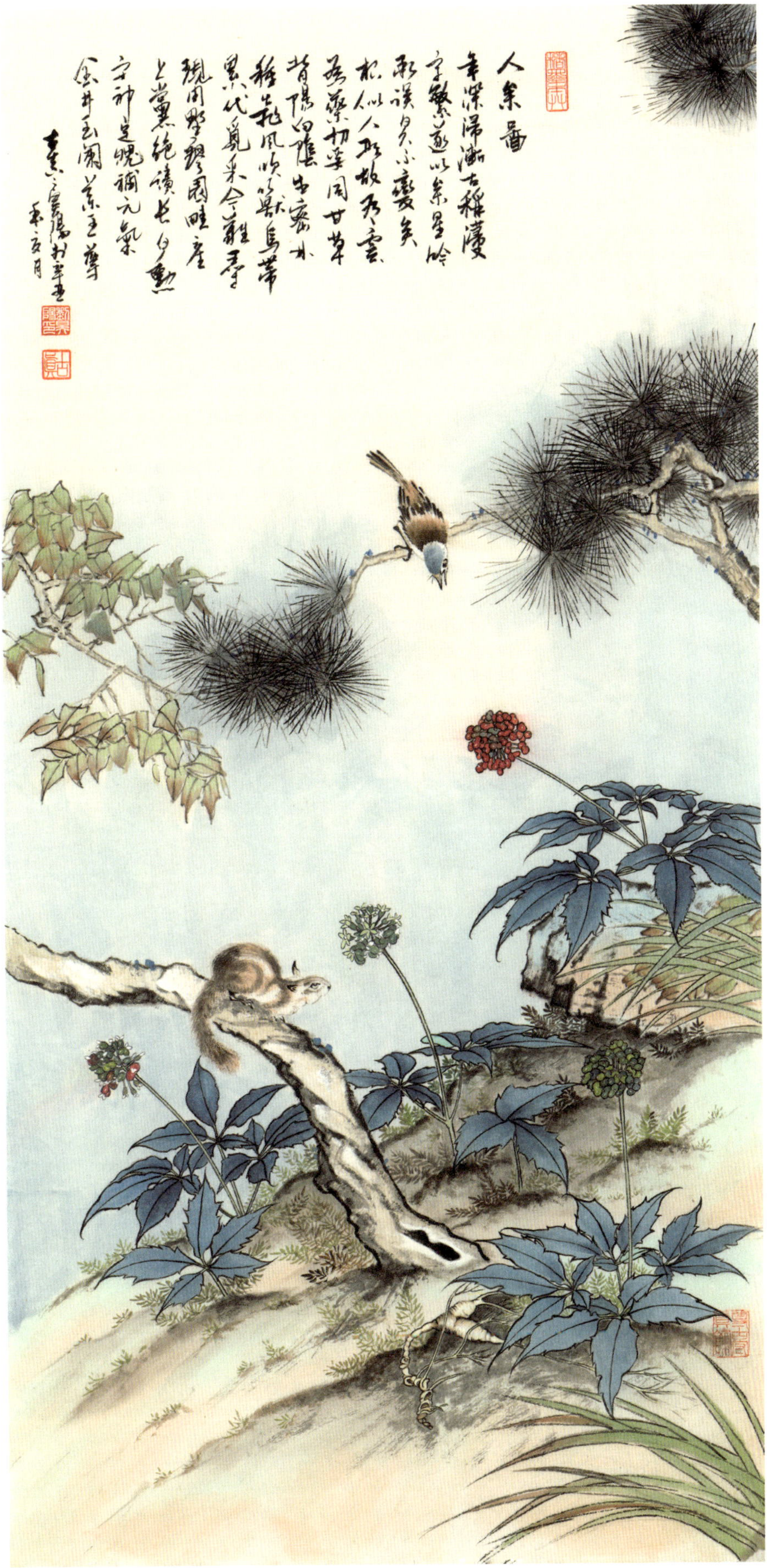

图解：

1. 画面分别示一年至六年人参的植株特征：一年生顶端一枚三出复叶；二年生一枚五出复叶；三年生两个对生五出复叶；四年生三枚轮生五出复叶；五年生四枚轮生五出复叶；六年生五枚轮生五出复叶；少数生六枚复叶。到此为止，不能再生。
2. 衬草示花期为夏秋，其他示其生于落叶阔叶林或针叶阔叶混交林下。

三 棱

名由叶三棱，
自古多杂称。
来源此黑属，
坚重根横生。
破气散结用，
力峻难久行。
孕禁芒硝忌，
伴水布楚荆。

注解：

1.《中药大辞典》：基原为黑三棱科黑三棱属植物黑三棱的块茎。
2.《〈本草纲目〉研究》：荆三棱条【释名】苏颂曰，三棱，叶有三棱也。【发明】时珍曰，三棱能破气散结，故能治诸病。其功可近于香附而力峻，故难久服。
3.《本草图经》：三棱生荆楚。
4.《金世元中药材传统鉴别经验》：【历史】古代所用三棱品种并不单纯，以荆三棱、黑三棱为常用，但名称混乱。

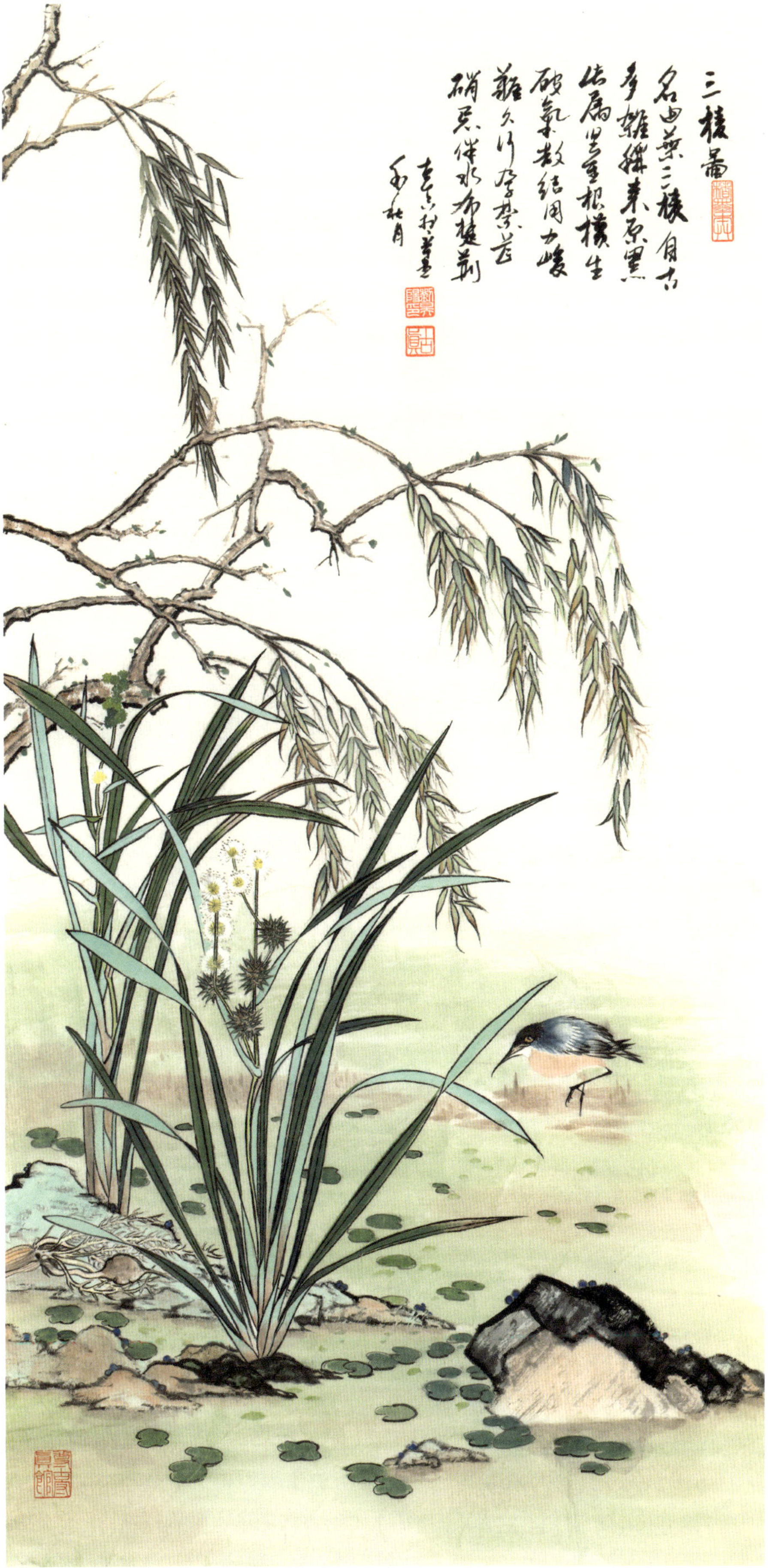

图解：

1. 画面两株分别示蕾状、花状、果状各状态。
2. 其他示其生于池沼或水沟等处（时珍曰：三棱多生荒废陂池湿地）。

三　七

如漆粘物合金疮，
山草之属山漆彰。
正名纲目始方载，
亦称田七因田阳。
今用质优出滇桂，
三龄根肥秋农忙。
华药贵珍金不换，
奏功顷刻血病康。

注解：

1.《〈本草纲目〉研究》：【释名】时珍曰，本名山漆，谓其能合金疮，如漆粘物也，此说近之。金不换，贵重之称也（由山漆更名三七，始于《本草纲目》，为山草类）。【发明】此药气温……厥阴血分之药，故能治一切血病。

2.《金世元中药材传统鉴别经验》：【历史】因历史上主产和集散在广西田阳，故有田七和田三七之称。【产地】三七产于云南、广西两省。【生产概况】需3～4年才能采挖。

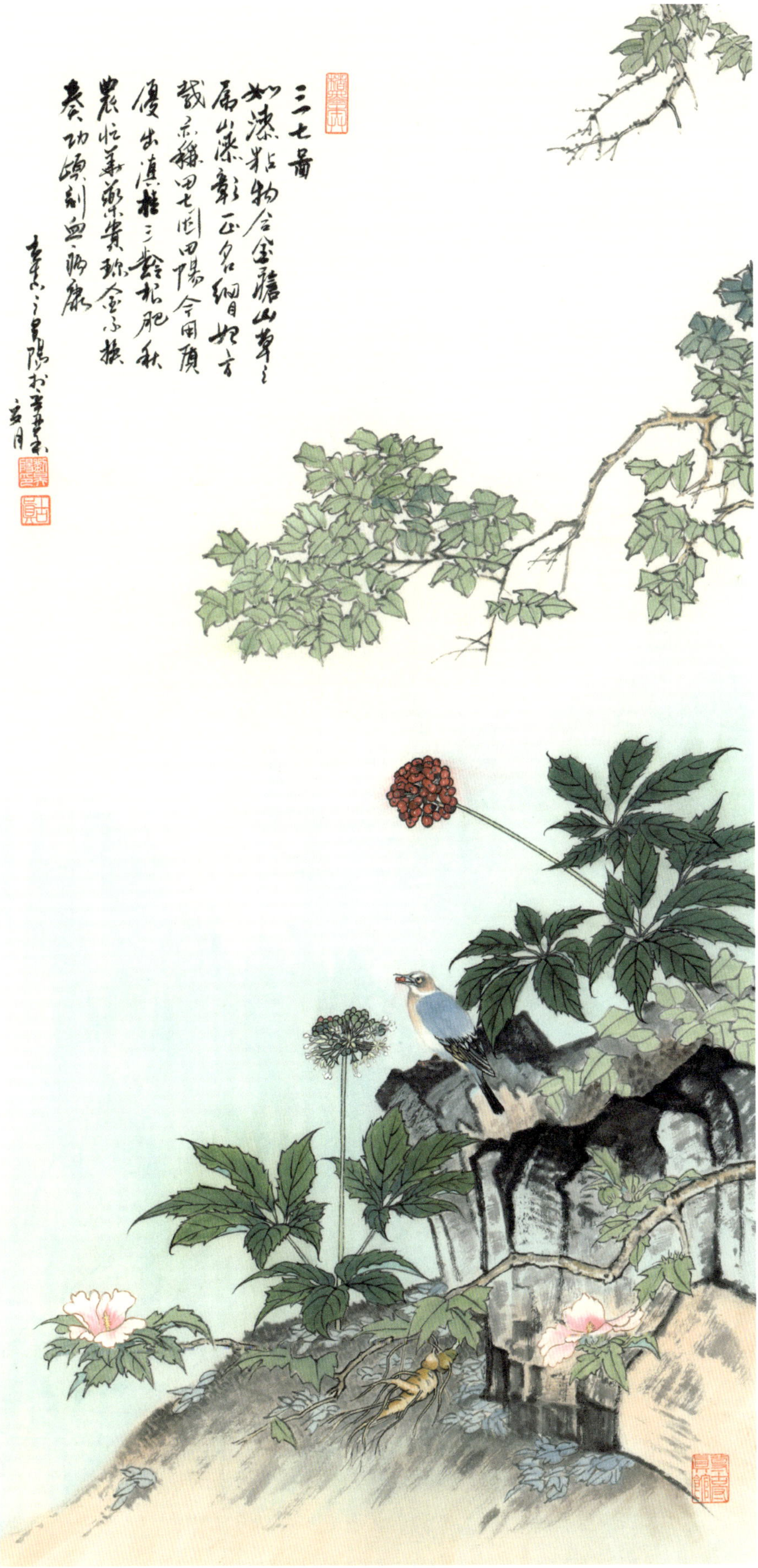

图解：

1. 画面两株分别示花状、果状，叶三片和四片状态。
2. 衬花示花期为夏，野生于山脚斜坡、土丘缓坡及林下。

山慈菇

其原杜鹃兰，
独蒜兰兼滇。
名因山草类，
根似慈姑般。
陆生喜湿地，
主产蜀与黔。
虽花不见叶，
义勇各攻顽。
诸毒清解疠，
独放自娇妍。

注解：

1.《中药大辞典》：基原为兰科杜鹃兰属植物杜鹃兰，独蒜兰属植物独蒜兰及云南独蒜兰的假球茎。
2. 陈藏器曰，山慈菇生山中湿地，叶似车前，根如慈菇（名由）。
3.《金世元中药材传统鉴别经验》：【产地】主产于四川、贵州。
4.《〈本草纲目〉研究》：【释名】杂俎云，花与叶不相见，人恶种之，谓之无义草（这里称义勇，去虚留实，因花叶各有其功用也）。

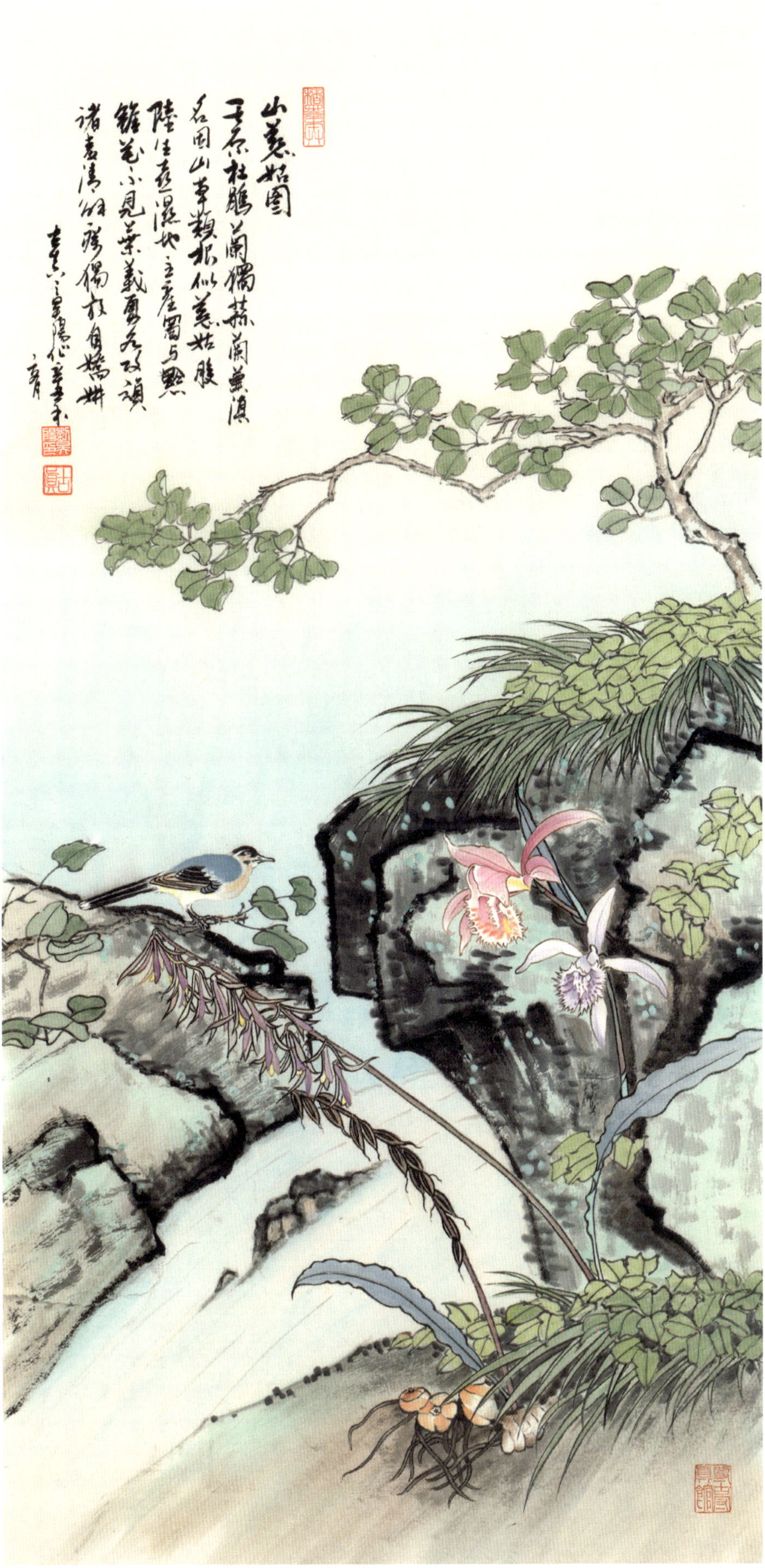

图解:

1. 画面三株上中下分别为独蒜兰、云南独蒜兰和杜鹃兰。
2. 环境示其生于林下或沟谷旁有泥土的石壁上，其他示花期为夏。根相似，以一根示之。

山豆根

来源越南槐，
山岩生野材。
苗蔓如大豆，
名由宋始开。
株高出灌木，
根长秋采来。
功专诸毒解，
伪多慎辨白。

注解：

1.《中药大辞典》：基原为豆科槐属植物越南槐的根及根茎。

2.《〈本草纲目〉研究》：【释名】苏颂曰，其蔓如大豆，因以为名。【主治】解诸药毒。

3.《金世元中药材传统鉴别经验》：【历史】本品始载于宋《开宝本草》。【附注】近年来，临床发现山豆根有一定的抗癌、抗真菌、抗病毒作用……经常出现短缺现象……有很多豆科……当山豆根使用，应注意鉴别。

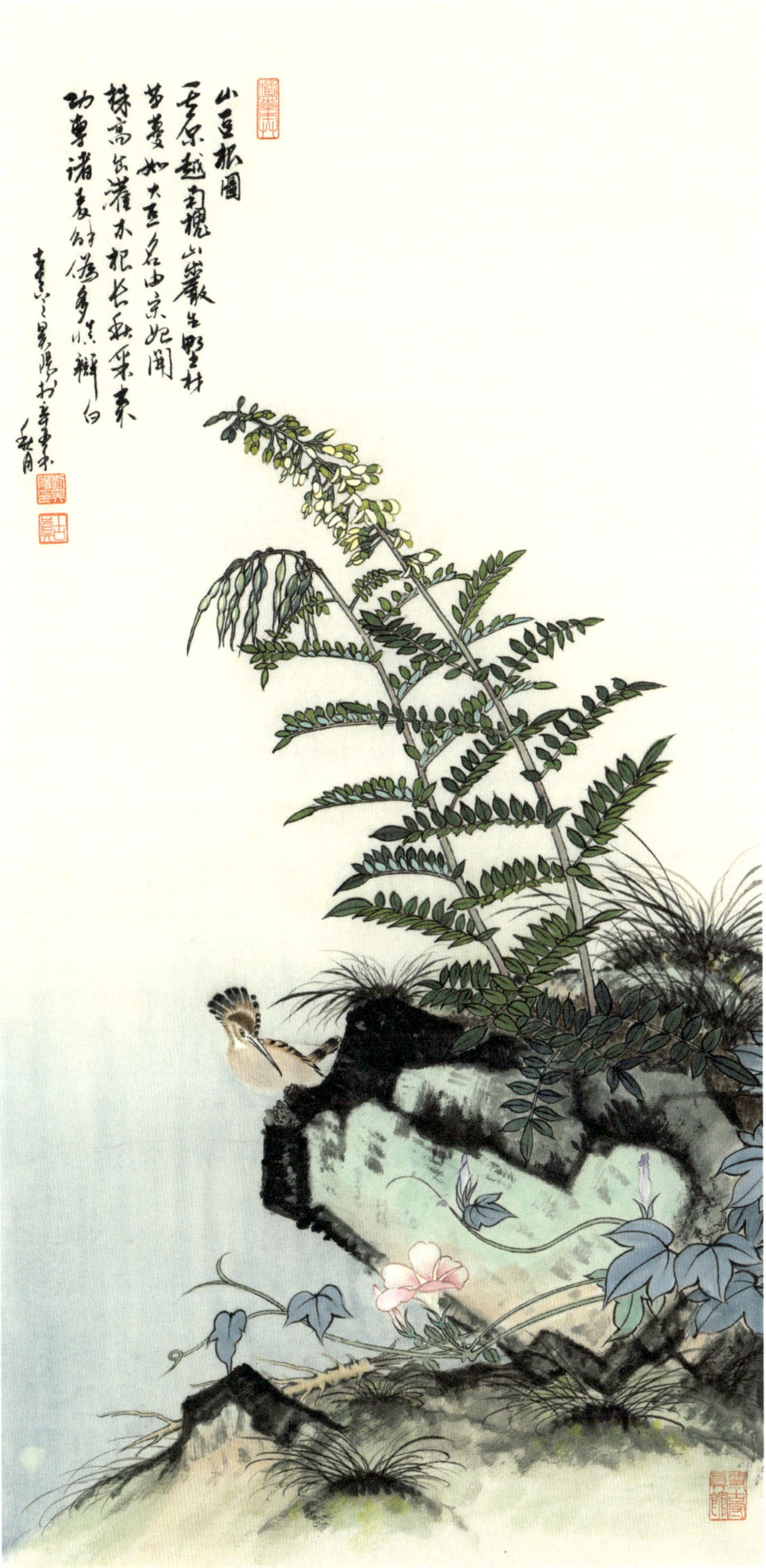

图解：

1. 画面中两株分别示花状和果状。
2. 衬花示花期为夏，其他示其生于山地和岩石缝中。

山 药

其原薯蓣名亦由，
史因皇讳本名丢。
此称首现宗奭载，
自古皆尊怀庆优。
根深蔓生腋余子，
野品疗疾平田馐。
补中强阴效上品，
功异类多宜辨究。

注解：

1.《〈本草纲目〉研究》：【释名】寇宗奭曰，薯蓣因唐代宗名预，避讳改为薯药；又因宋英宗讳署，改为山药。尽失当日本名（唐代宗名李豫，宋英宗名赵曙）。【集解】时珍曰，薯蓣入药野生者为胜，若供馔，则家种者为良。

2.《金世元中药材传统鉴别经验》：【来源】薯蓣科植物薯蓣的干燥块状茎。【历史】山药之名，首见于寇宗奭的《本草衍义》。【生产概况】温县（明清隶属怀庆府辖）质量最佳，故有“怀山药”之称……焦作地区……所产怀山药为久负盛名的“道地药材”。

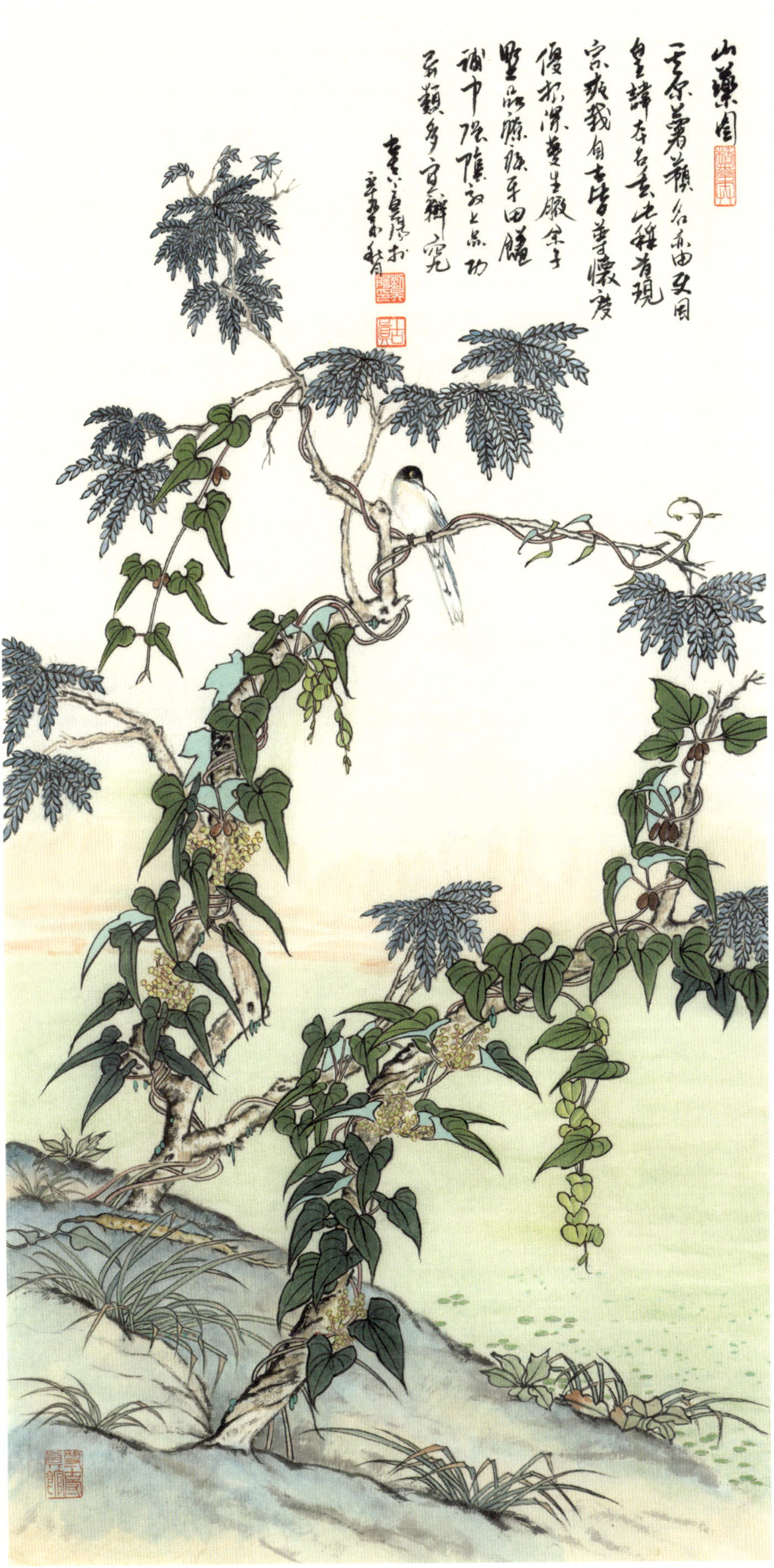

图解:

1. 画面两组上为宽卵状戟形叶片，下为卵状三角形叶片。分别为雌雄异株缠绕和右旋状。穗状黄绿色花序为雄花，扁圆形或三棱状圆形为雌花。
2. 衬物示花期为夏秋，生于山坡、山谷林下、溪边、路旁灌丛或杂草中。

射　干

茎梗疏长直立形，
如射长竿得此名。
时珍另称扁竹义，
因根似竹叶扁生。
原自旷野今栽莳，
鄂产质优豫量丰。
喉痹咽痛根要药，
形神合一降散灵。

注解：

1.《〈本草纲目〉研究》：【释名】苏颂曰，射干之形茎梗疏长，正如射人长竿之状，得名由此尔。时珍曰，俗称扁竹，谓其叶扁生而根如竹也。【发明】时珍曰，射干能降火，故古方治喉痹咽痛为要药。火降则血散肿消，而痰结自解……

2.《金世元中药材传统鉴别经验》：【产地】本品原为野生，现多栽培。河南产量大，湖北产质优，故有“汉射干”之称。

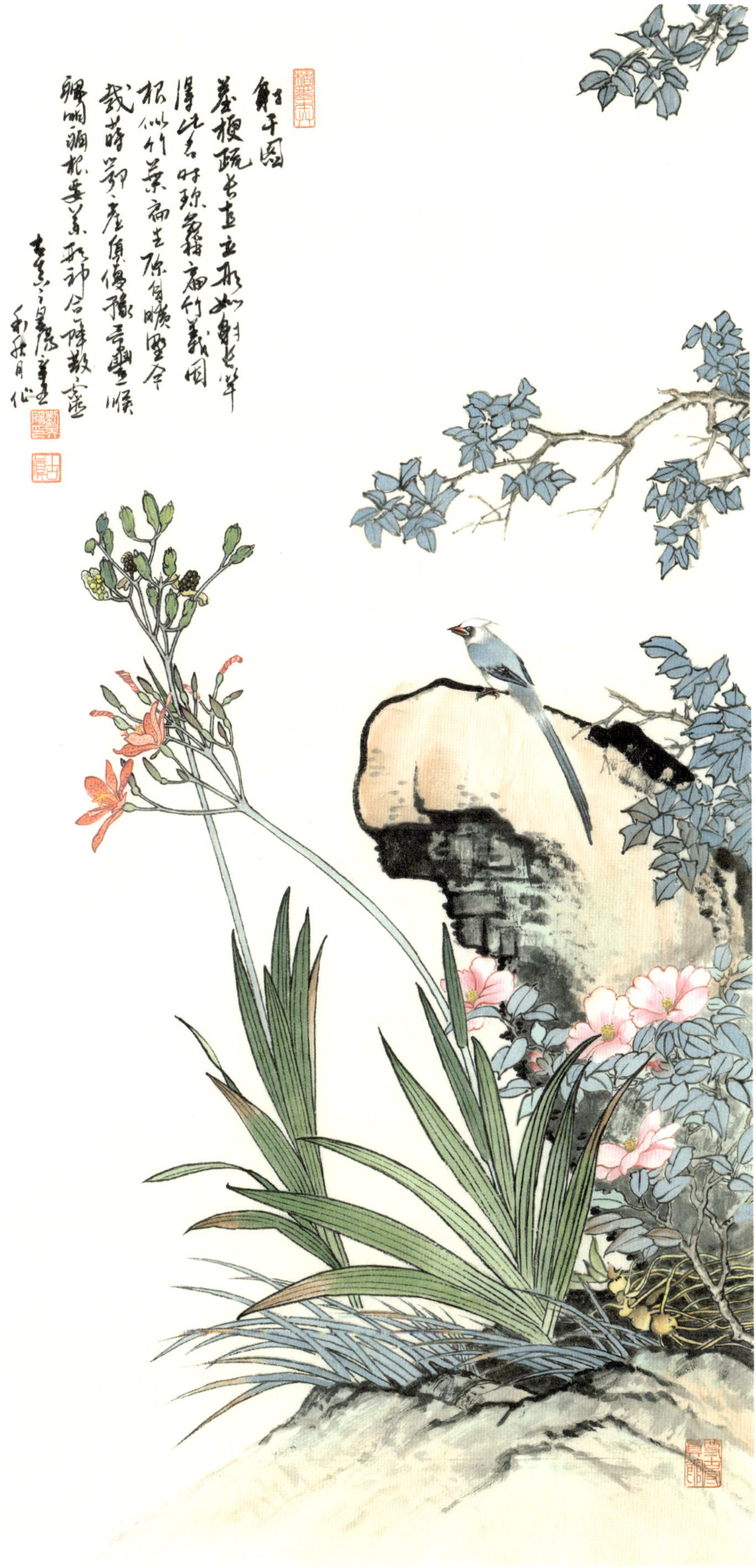

图解：

1. 画面两株分别示花状和果状。
2. 衬花示花期为夏，其他示其生于山坡、草原、田野旷地、杂木林缘。

升　麻

性升叶似麻，
百毒消解佳。
兴安大三叶，
来源兼本家。
株高行上势，
功同引生发。
殊效根常用，
品多依地辖。

注解：

1.《中药大辞典》：基原为毛茛科升麻属植物大三叶升麻、兴安升麻和升麻的根茎。

2.《〈本草纲目〉研究》：【释名】时珍曰，其叶似麻，其性上升，故名。【气味】时珍曰，升麻同柴胡，引生发之气上行。【主治】解百毒……辟瘟疫瘴气邪气蛊毒。

3.《金世元中药材传统鉴别经验》：升麻为常用中药，在不同地区有一些地方性习惯用药。目前有关升麻、北升麻、川升麻、多穗升麻、广升麻、红升麻等。

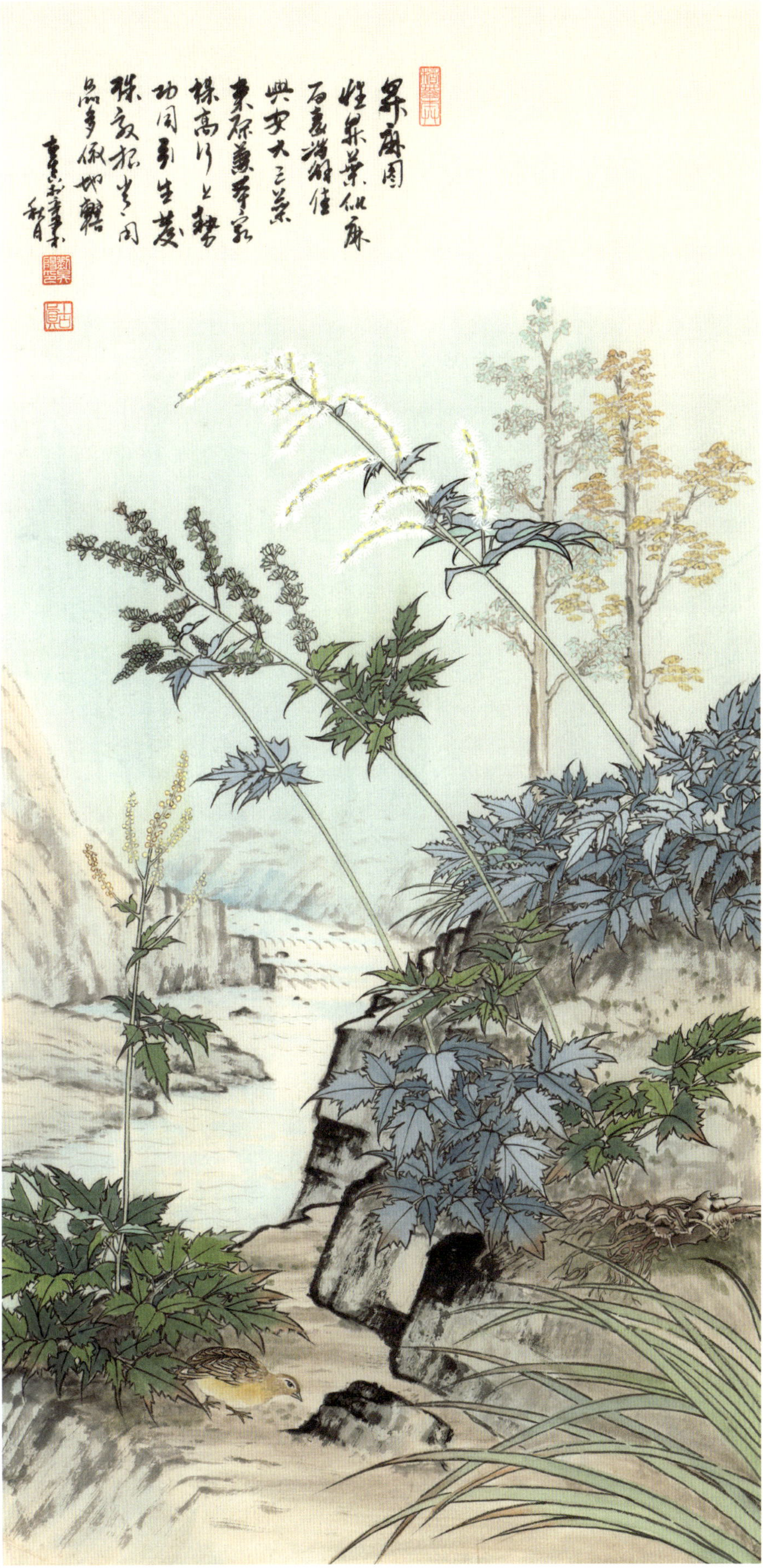

图解:

1. 画面上中下分别为升麻、兴安升麻（雌雄异株）、大三叶升麻，分别示蕾状、花状、果状。根似，故以一代之。
2. 草丛示花期为夏秋，其他示其生于山地林缘、林中或路旁草丛中。

石菖蒲

名由蒲类此盛昌，
根用一寸九节良。
菖蒲凡五两堪药，
高株尺许矮寸长。
淡泊濯土生石碛，
新旧相代四时芳。
端午渍酒除诸恶，
心清境胜几案堂。
清供医家多倾爱，
节叶坚瘦兰荪香。

注解：

1.《〈本草纲目〉研究》：菖蒲条【释名】时珍曰，菖蒲乃蒲类之昌盛者，故曰菖蒲。【发明】苏东坡……唯石菖蒲濯去泥土，苍然于几案间……忍寒淡泊，不待泥土而生……【集解】时珍曰，菖蒲凡五种……生于水石之间，叶有剑脊，瘦根密节，高尺余者，石菖蒲也；……高四五寸，叶如韭……亦石菖蒲也……服食入药须用二种石菖蒲，余皆不堪。此草新旧相代，四时常青。【附方】除一切恶。端午日，切菖蒲渍酒饮之。
2.《名医别录》：一寸九节者良，露根不可用。
3. 弘景曰，生石碛上，概节为好……诗咏多云兰荪（菖蒲，香草也），正谓此也。
4. 清供是文人在室内放置在案头、供观赏的物品摆设。

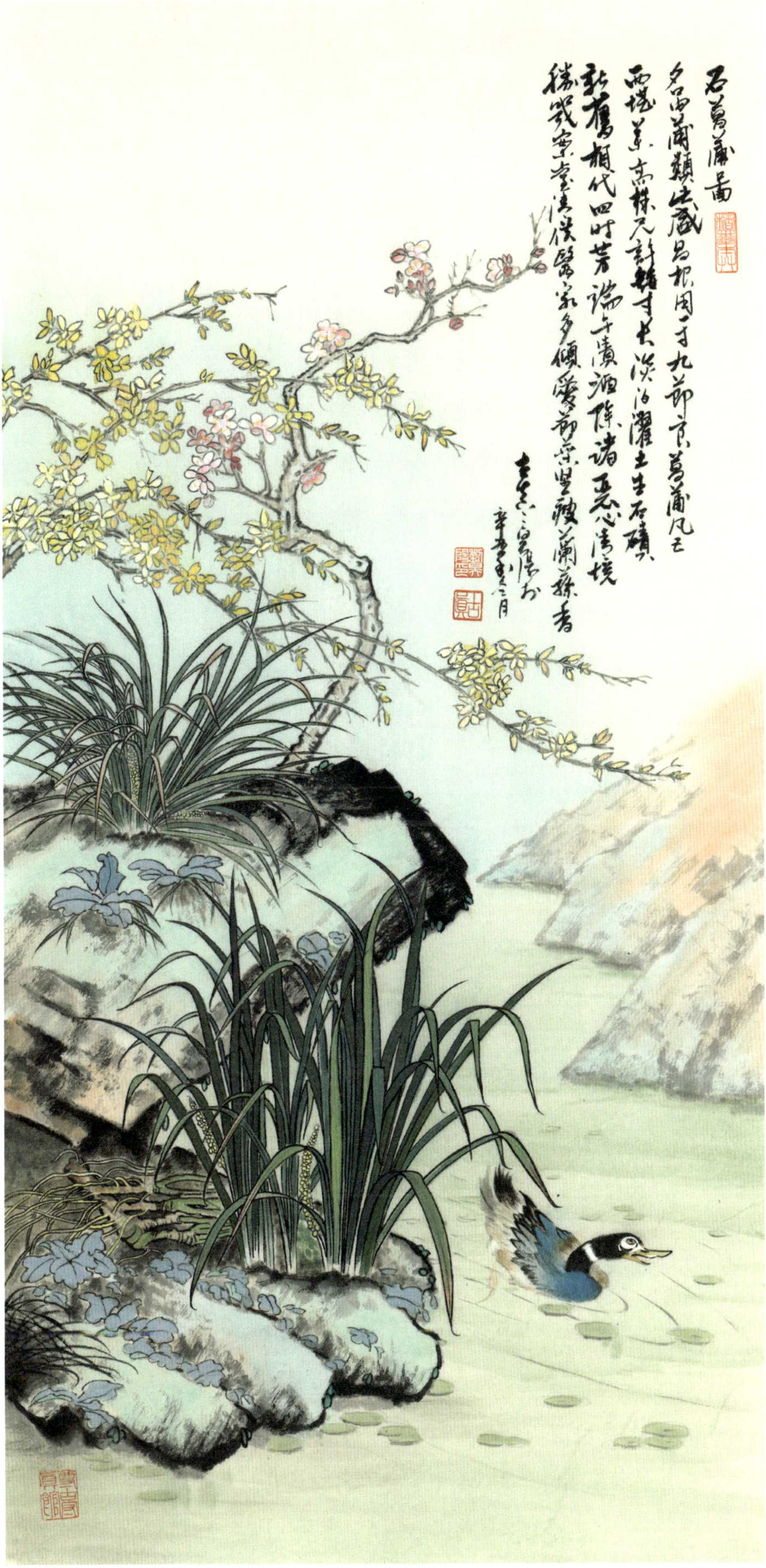

图解：

1. 画面分别示堪用石菖蒲两种：上为叶如韭，高四五寸者；下为生于水石之间，叶有剑脊，高尺余者。
2. 衬花示花期为春，其他示其生于密林下湿地或溪涧旁石上。

太子参

来源孩儿参，
名始清从新。
现用非同物，
草出苏药民。
根功类参属，
贤德应储君。
喜阴野石隙，
身小不常寻。

注解：

1.《中药大辞典》：基原为石竹科假繁缕属植物孩儿参的块根。

2.《金世元中药材传统鉴别经验》：【历史】太子参之名始于清代《本草从新》谓，“大补元气……”。究属何物，不甚明确……与本品不同。当今所用的太子参原为江苏民间草药。由于……之功效……成了参类家族的新成员，为临床常用不寒不燥的滋补常用药。

3. 不常寻：不寻常（不平常、不普通）。

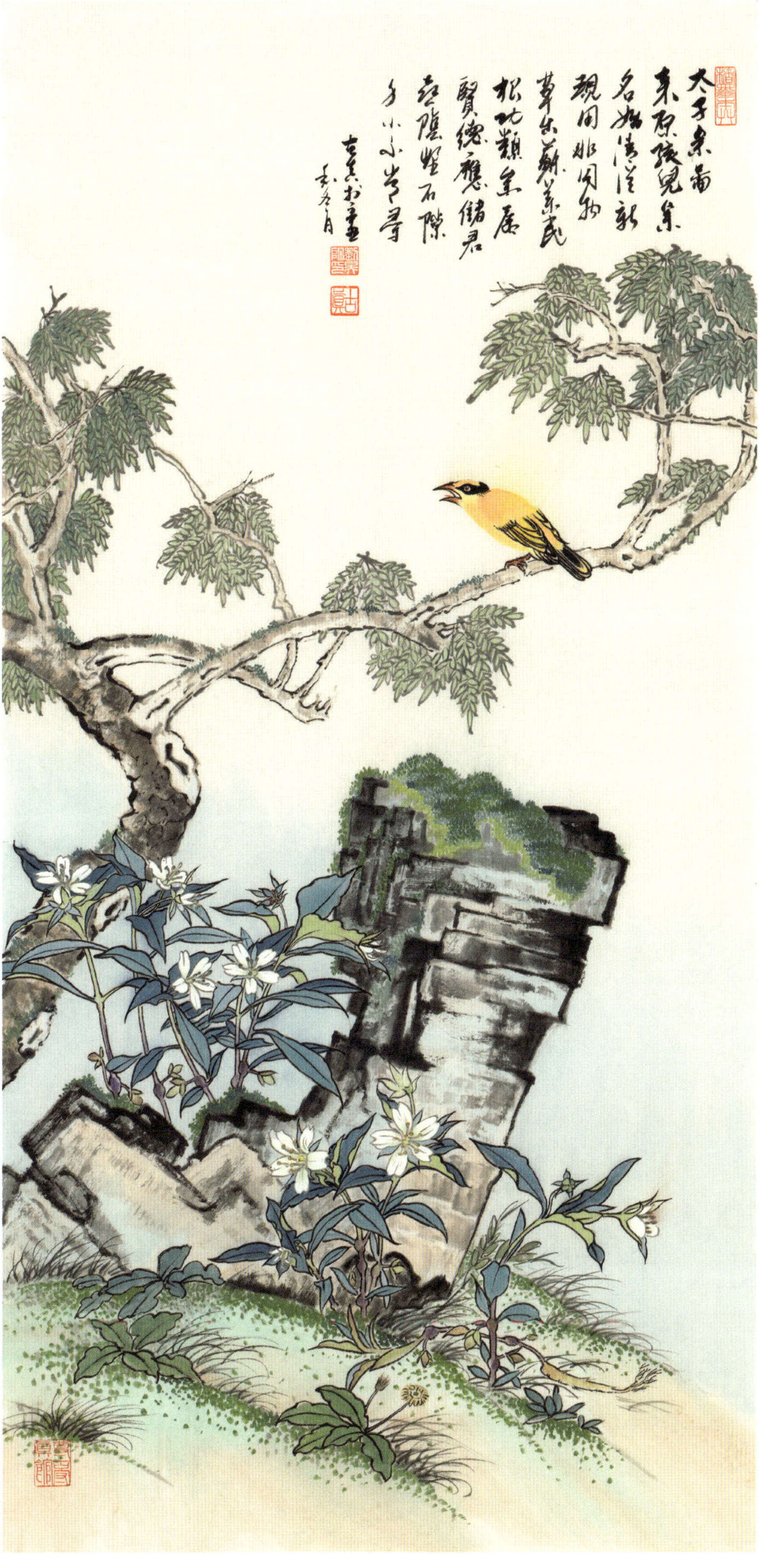

图解：

1. 画面多株示植株各态。
2. 地面衬草示花期为春，其他示其生于山坡林下和岩石缝中。

天冬

百合科属天门冬，
其原由此亦别名。
功同麦冬草蔓茂，
呼多中岳独此称。
阴湿山野处处有，
根连数枚黔效功。
清金降火性寒润，
久服延年疾不生。

注解：

1.《中药大辞典》：基原为百合科天门冬属植物天门冬的块根。

2.《〈本草纲目〉研究》：天门冬条【释名】时珍曰，草之茂者为虋，俗作门，此草蔓茂，而功同麦门冬，故曰天门冬。抱朴子云，或名地门冬……在中岳名天门冬……虽处处有之，其名不同，其实一也。

3.《金世元中药材传统鉴别经验》：【产地】天冬以贵州产量最大，品质亦佳。

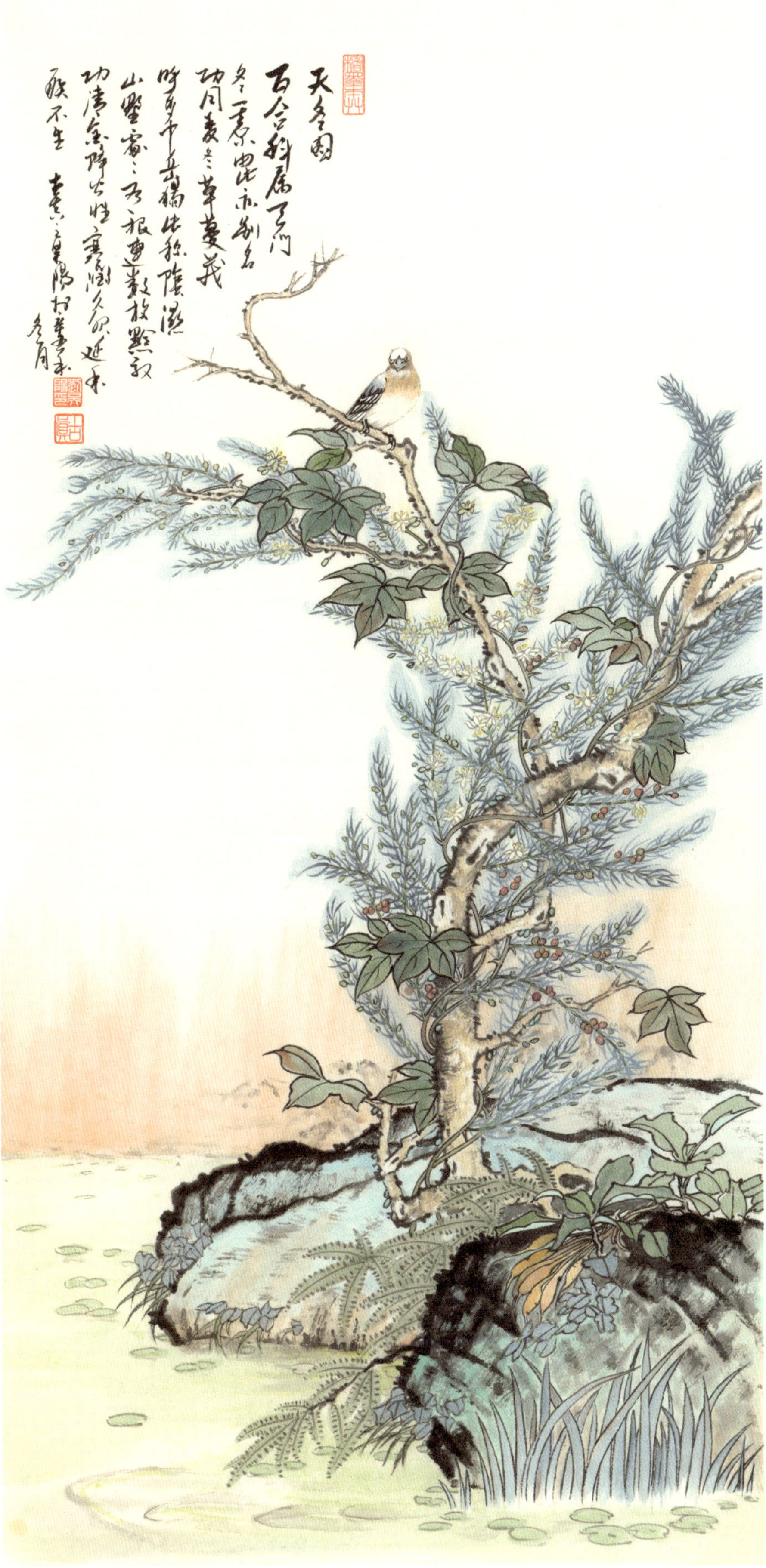

图解：

1. 画面左右分别为雌雄两株。
2. 衬叶等示花期为夏，其他示其生于阴湿的山野林边、草丛或灌木丛中。

天花粉

来源栝楼和双边，
名始苏颂图经传。
此称因根粉如雪，
雌雄异株蔓攀缘。
今用安阳尊道地，
根久数尺秋掘堪。
止渴润枯反乌类，
自得为功疗疾痊。

注解：

1.《中药大辞典》：基原为葫芦科栝楼属植物栝楼及双边栝楼的根。
2.《〈本草纲目〉研究》：【释名】时珍曰，其根作粉，洁白如雪，故谓之天花粉。【集解】时珍曰，其根直下生，年久者长数尺，秋后掘者，结实为粉。
3.《金世元中药材传统鉴别经验》：【历史】天花粉之名始见于《本草图经》。【产地】以河南安阳产量大，质量优，素有“安阳花粉”之称，为著名“道地药材”。【注意】不宜与乌头类药物同用。

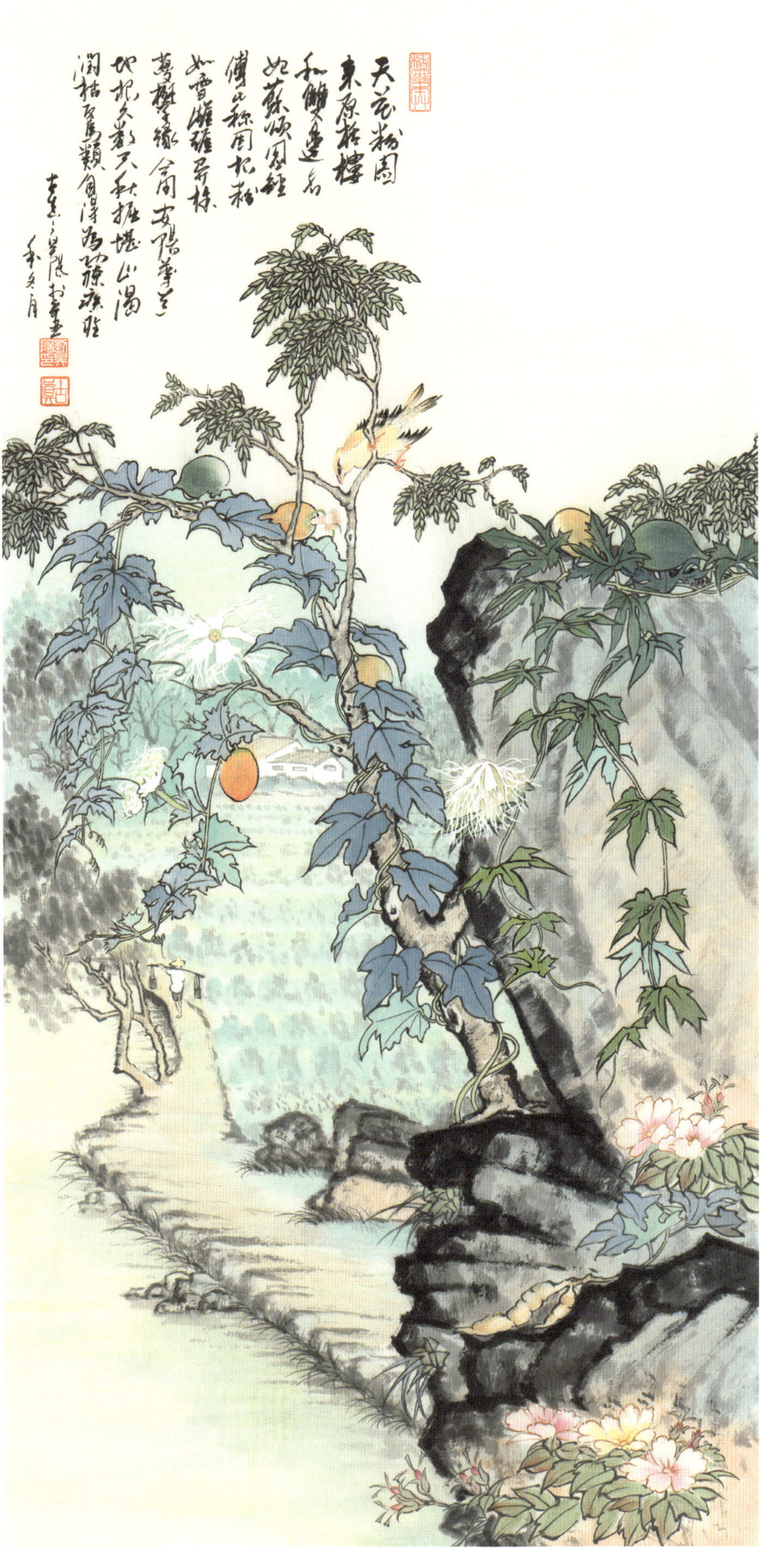

图解：

1. 画面左右分别为雌雄两株，左两株为栝楼，右两株为双边栝楼（株小）。根似，一根示。
2. 衬花示花期为夏，其他示其生于山坡林下、灌木丛、草地和村旁田边。

天 麻

本经赤箭宋此名，
麻义未晓箭以形。
有风不动无风摆，
出同用异功别清。
多年寄主密环菌，
春麻冬麻忙药工。
今多栽莳野稀少，
所见左右无草生。
道地昭通小草坝，
轻身增年主诸风。

注解：

1. 《金世元中药材传统鉴别经验》：【历史】天麻之名首见于宋《开宝本草》。《本草经》因其茎色赤，直立似箭杆，故名。赤箭、天麻同为一个植物，只是药用部位不同，功效各异而已。“赤箭”当今已无此药。【采收】立夏前采为“春麻”，冬至后采为“冬麻”。【产地】以云南彝良小草坝产品最佳，称“道地药材”。【生产概况】天麻系多年生寄生植物，其寄主为蜜环菌，无根。
2. 《〈本草纲目〉研究》：【释名】时珍曰，赤箭以状（形）而名……天麻即赤箭之根（未明天麻名义）。弘景曰，有风不动，无风自摇。
3. 抱朴子曰，独摇芝生高山深谷之处，所生左右无草。

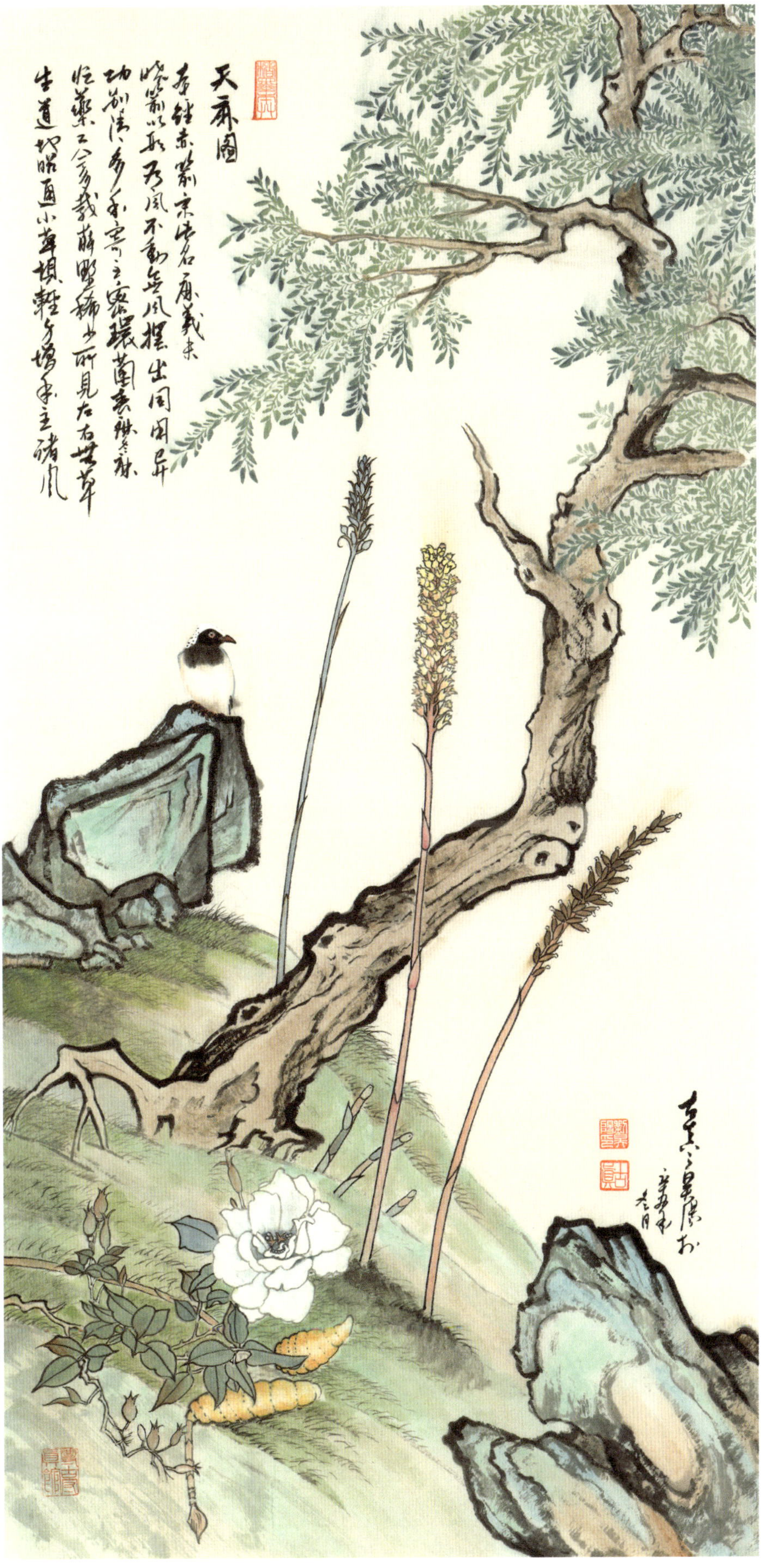

图解:

1. 画面中天麻分别示苗状、蕾状、花状、果状。
2. 衬花示花期为夏，其他示其野生于林下阴湿腐殖质较厚处。

天南星

称延虎掌小由跋，
宋之开宝始名它。
因根圆白寿星状，
得名为此基原三。
东北异叶并本品，
枝丫挟茎野奇葩。
诸风口噤利水道，
破积捣坚公关佳。

注解：

1.《中药大辞典》：基原为天南星科天南星属植物天南星、异叶天南星及东北天南星的块茎。

2.《〈本草纲目〉研究》：【释名】时珍曰，南星因根圆白，形如老人星（亦叫南极老人星、寿星，是南半球最明亮的恒星）状，故名南星。【集解】时珍曰，大者为虎掌、南星，小者为由跋，乃一种也。

3.《金世元中药材传统鉴别经验》：【历史】宋代《开宝本草》才出现天南星之名。

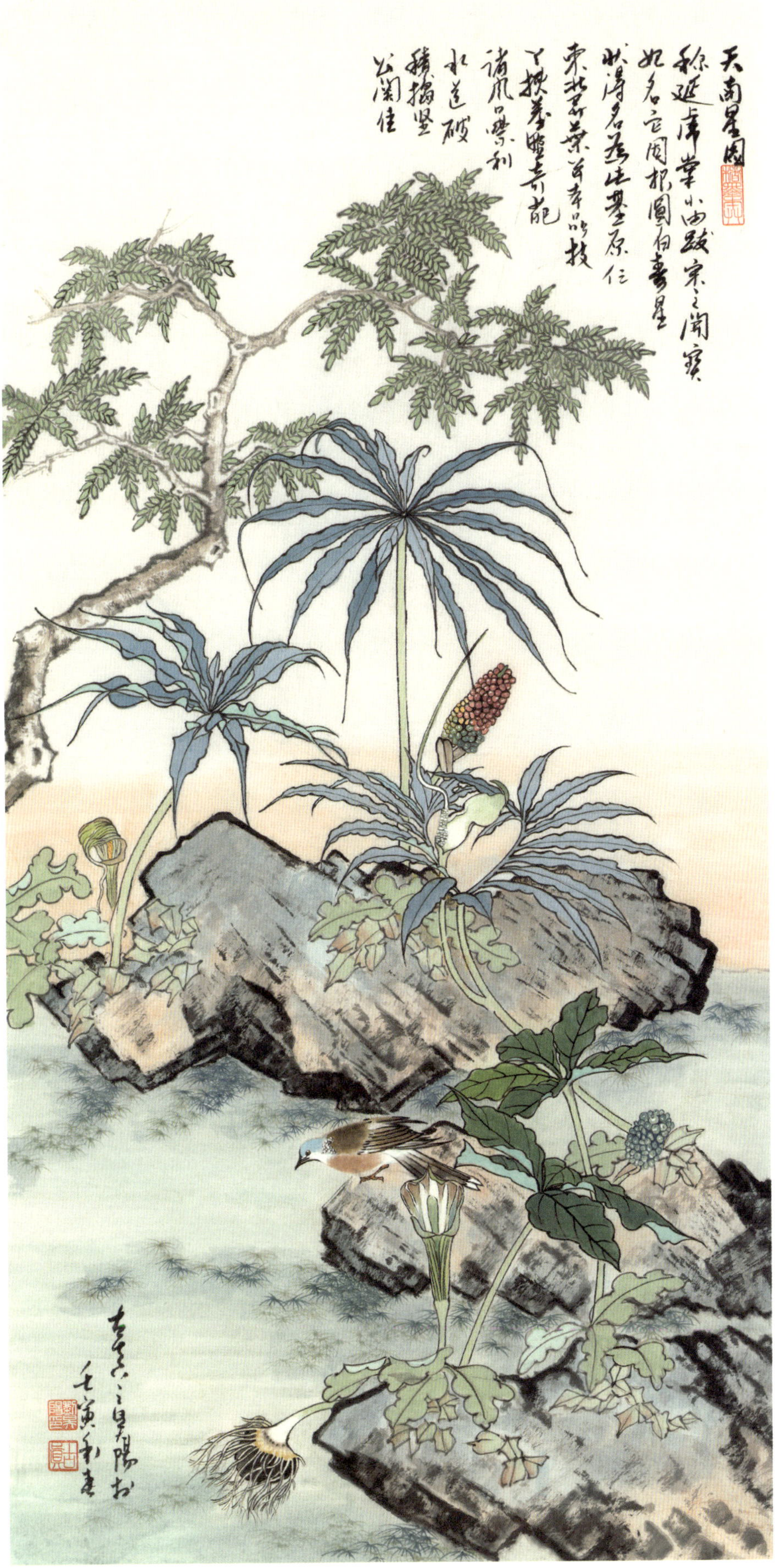

图解：

1. 画面上两株和下两株分别为天南星和东北天南星，中为异叶天南星，分示花期和果期。根皆相似，以一示之。
2. 衬物等示花期为春夏，其他示其生于荒地、草坡、灌木丛及林下。

土茯苓

光叶菝葜原，
如盏根缀连。
半出于土上，
皮似茯苓般。
赤白生啖可，
入药白者堪。
调中强筋骨，
诸症多愈痊。

注解：

1.《中药大辞典》：基原为百合科菝葜属植物光叶菝葜的根茎。

2.《〈本草纲目〉研究》：【集解】藏器曰，根如盏连缀，半在土上，皮如茯苓。时珍曰，其肉软，可生啖。有赤白两种，入药用白者良。

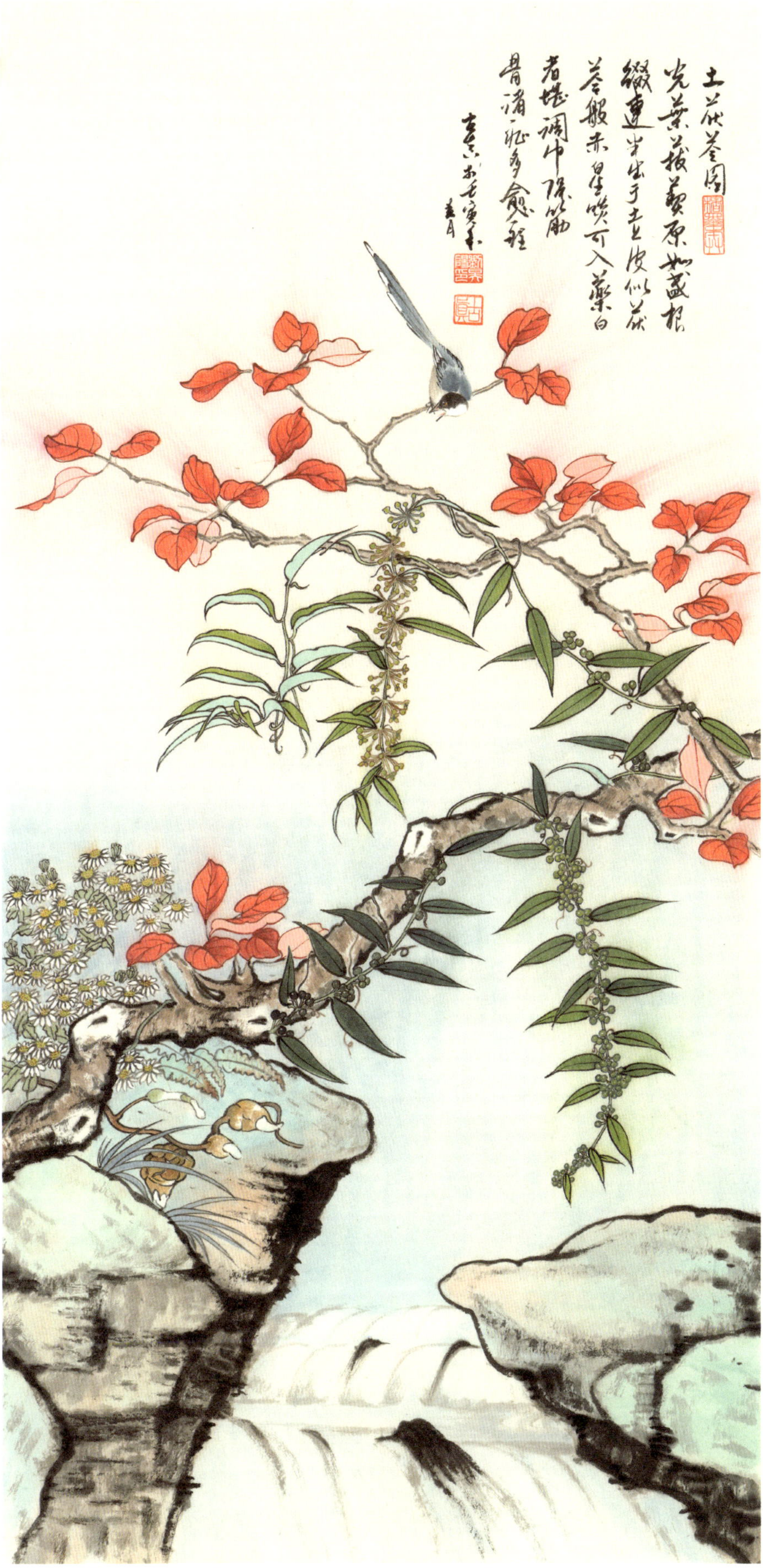

图解：

1. 画面一株分别示花状和果状。
2. 红叶、菊花示花期为秋，其他示其生于林下、灌木丛、河岸或山谷中。

威灵仙

东北棉团铁线莲，
原兼本品根须繁。
名因功灵性威猛，
棉者直立别攀缘。
野生阳坡秋后采，
京畿另用铁丝仙。
朝服暮效众风去，
可升可降攻疾顽。

注解：

1.《中药大辞典》：基原为毛茛科铁线莲属植物威灵仙、棉团铁线莲、东北铁线莲的根及根茎。

2.《〈本草纲目〉研究》：【集解】时珍曰，一根丛须数百条……【释名】时珍曰，威，言其性猛也，灵仙，言其功神也。【发明】时珍曰，威灵仙去众风，通十二经脉，朝服暮效。

3.《金世元中药材传统鉴别经验》：【附注】北京地区……确系百合科植物铁丝威灵仙……其功效还是肯定的……

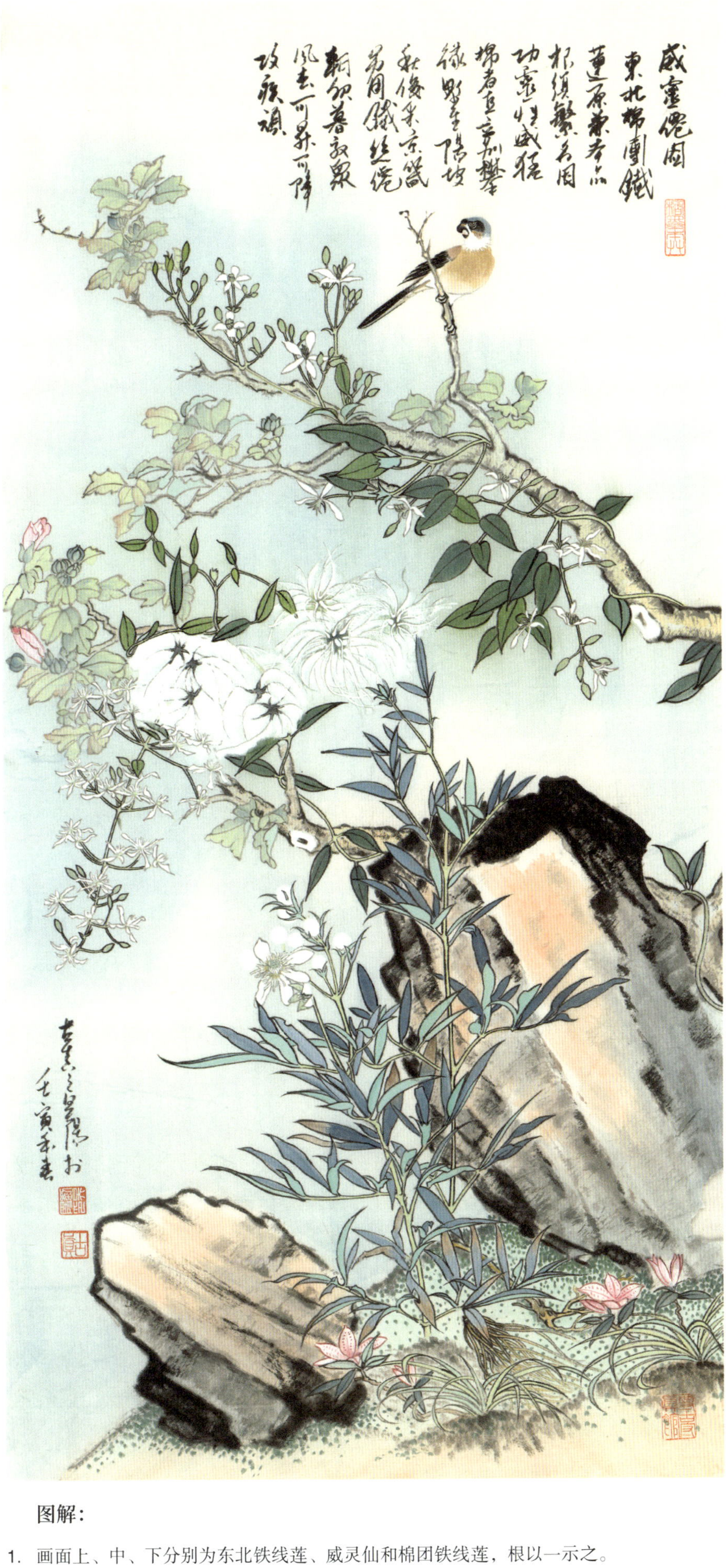

图解：

1. 画面上、中、下分别为东北铁线莲、威灵仙和棉团铁线莲，根以一示之。
2. 衬叶、花示花期为夏，其他示其生于山坡、山谷灌木丛。

乌 药

始载宋开宝，
名因色知晓。
树生似槚茶，
天台出质好。
野生向阳坡，
根叶香绕袅。
诸气散有功，
木部根用草。

注解：

1.《〈本草纲目〉研究》：【释名】时珍曰，乌以色名。【集解】陈藏器曰，树生似茶，高丈余。颂曰，以天台（浙江）者为胜。木似茶槚，槚：茶树古称。时珍曰，根、叶皆有香气。【发明】时珍曰，乌药辛温香窜，能散诸气。

2.《金世元中药材传统鉴别经验》：【历史】本品始载于宋《开宝本草》。【产地】浙江天台产者品质最佳。

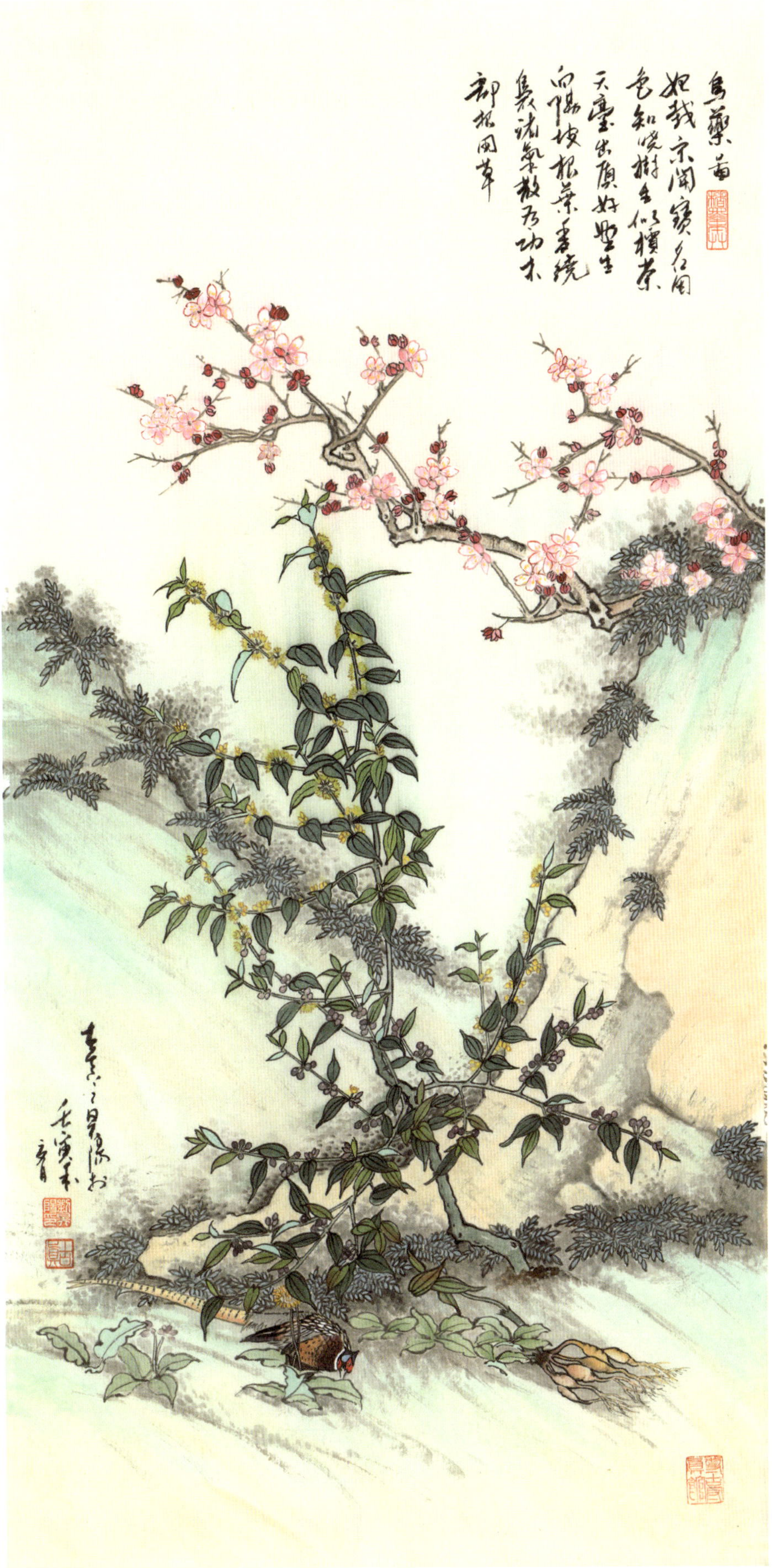

图解：

1. 衬花等示花期为春，其他示其生于向阳山坡灌木林、林缘以及山麓、旷野等地。
2. 《本草图经》：岭南者黑褐色而坚硬，天台者白而虚软。画面其根以天台出入画色，应道地也。“乌”似应岭南出者。

西洋参

欧美舶来名亦由，
始载汪昂备要收。
野于西洋森林处，
今已引种费谋筹。
参属需广根投用，
四年六龄采于秋。
虚火相宜藜芦反，
功多适量解诸忧。

注解：

1.《金世元中药材传统鉴别经验》：【历史】原野生在大西洋沿岸北美洲森林中。西洋参最早记载于我国清汪昂的《本草备要》。曰，“产佛兰西”。西洋参在我国应用已近 200 多年历史……经过多年努力，终于在 20 世纪 80 年代在不同地区先后引种成功。【生产概况】于秋季采挖生长 4 ～ 6 年的根。【注意】不宜与藜芦同用。

2.《本草纲目拾遗》：虚而有火者相宜。

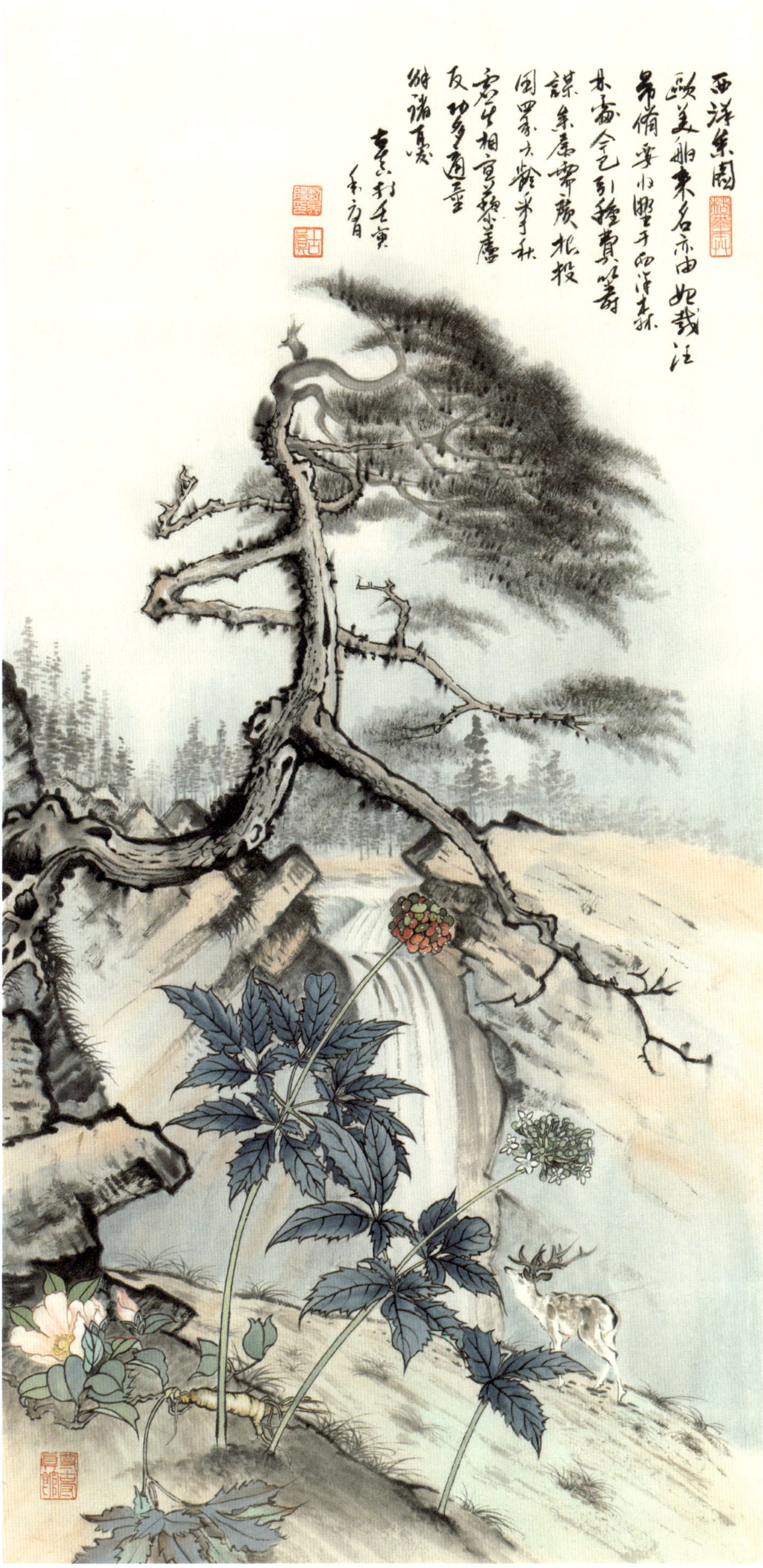

图解：

1. 画面为野生株状（主根似国产野山参的横灵体：体壮，粗短，参腿近平行横向生长）。
2. 衬树及鹿示森林环境，野生在大西洋沿岸北美洲丛林中，衬花等示花期为夏。

细　辛

名因根细味极辛，
汉城北华基原根。
性状多似充此众，
根苗色味慎辨真。
野少栽多藜芦反，
农田林下宜遮阴。
三年五载秋初采，
明目利窍久轻身。

注解：

1.《中药大辞典》：基原为马兜铃科细辛属植物北细辛、华细辛及汉城细辛的带根全草（鉴别经验为“根及根茎”，以此为要）。

2.《本草图经》：颂曰，根细而味极辛，故名之曰细辛。

3.《〈本草纲目〉研究》：【集解】沈氏所说甚详。大抵能乱细辛者，不止杜衡，皆当以根苗色味细辨之。【主治】久服明目利九窍，轻身延年。

4.《金世元中药材传统鉴别经验》：【附注】细辛的同属植物很多……尚有多种同属作细辛应用。【生产概况】喜阴，怕强光。【采收】3 ～ 5 年。

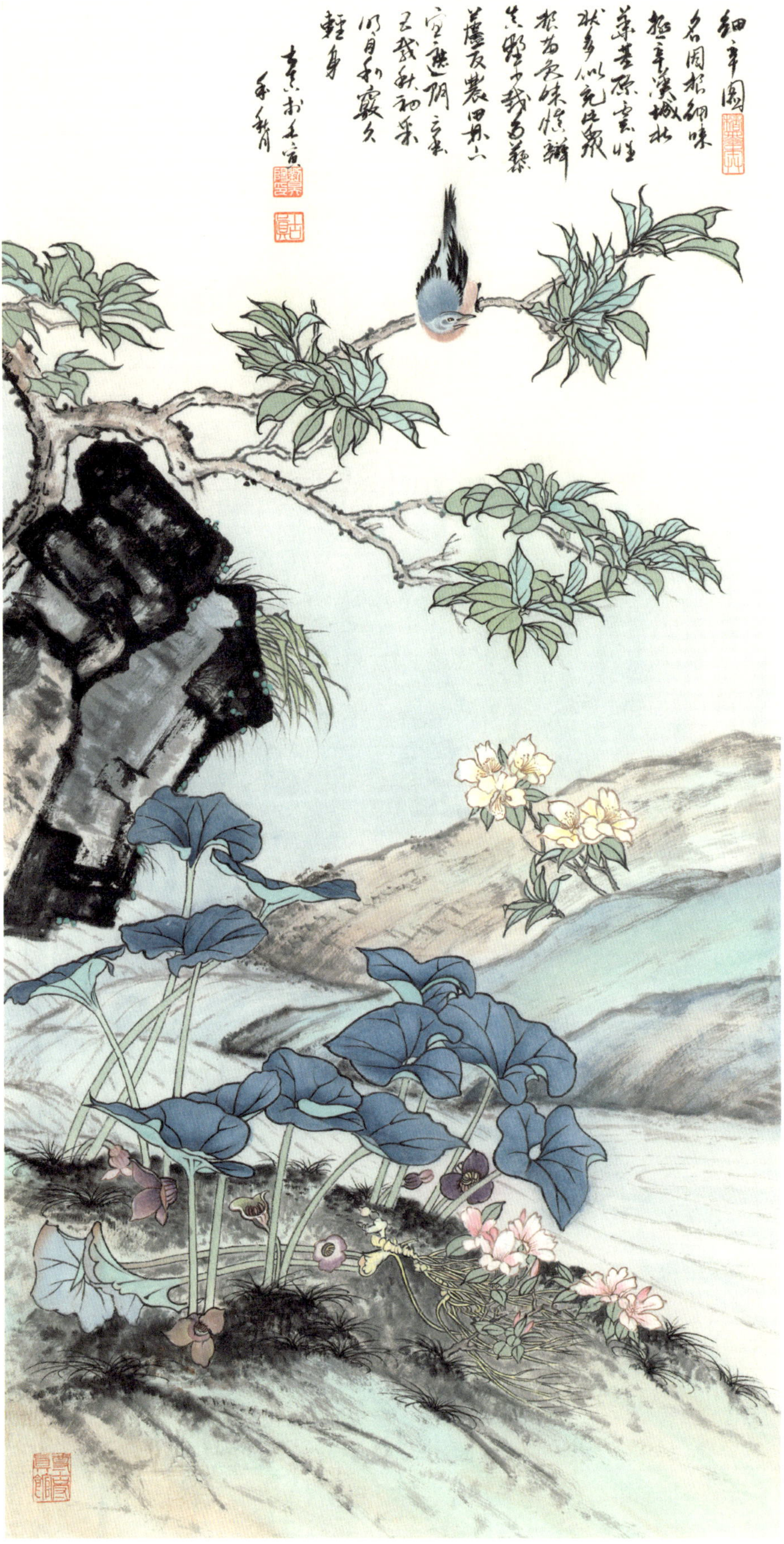

图解：

1. 画面左、中、右各两株，分别示北细辛、汉城细辛和华细辛，各表花状。
2. 衬花示花期为春夏季，其他示其生于林下坡地或山沟阴湿而肥沃的地上。

香 附

莎草根茎名，
相附连续生。
另缘合香用，
须下结子称。
野出下湿地，
鲁优要药功。
气分君司总，
健运不息行。

注解：

1.《中药大辞典》：基原为莎草科莎草属植物莎草的根茎。
2.《〈本草纲目〉研究》：莎草、香附子条。【释名】时珍曰，其根相附连续而生，可以合香，故谓香附子……生下湿地……【集解】时珍曰，其根有须，须下结子一二枚，转相延生……此乃近时要药。【发明】时珍曰，乃气分之总司，女科之主帅也。大凡病则气滞而馁，故香附子于气分为君药，世所罕知。
3.《金世元中药材传统鉴别经验》：【产地】以山东产品质量为优，故有“东香附”之称。

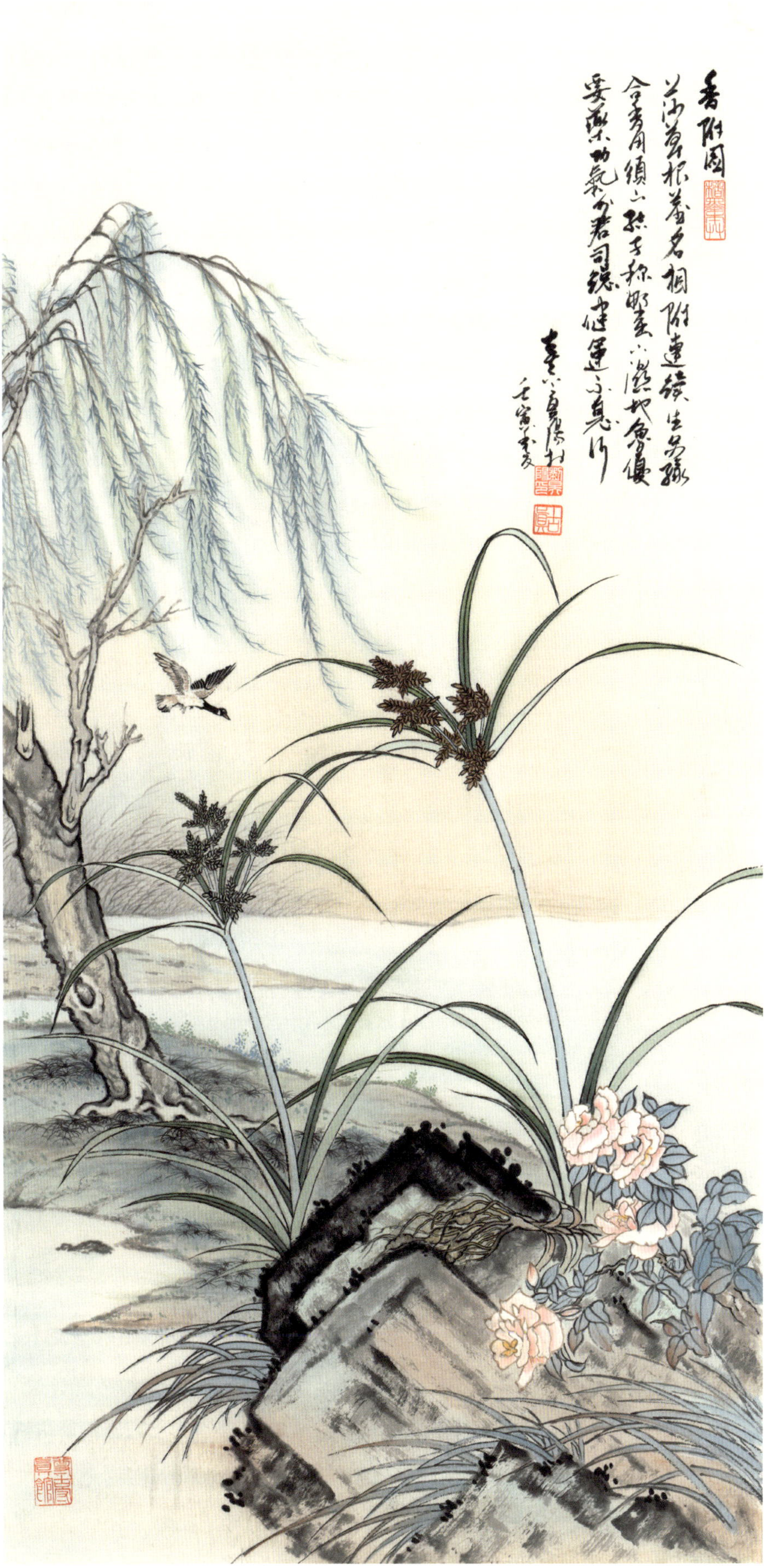

图解：

1. 画面两株分别示花状和果状。
2. 衬花示花期为夏，其他示其生于耕地、路旁水边潮湿处。

续　断

名由功得称，
接继筋骨成。
来源川续断，
始载神农经。
无毒根上品，
五鹤质优丰。
喜凉忌高热，
久服益气行。

注解：

1.《中药大辞典》：基原为川续断科川续断属植物川续断的根。

2.《〈本草纲目〉研究》：【释名】时珍曰，续断、接骨，皆以功命名也。【主治】金疮痈伤折跌，续筋骨……久服益气力。

3.《金世元中药材传统鉴别经验》：【产地】以五峰、鹤峰（分别隶属湖北宜昌市和恩施市）产品质优，俗称“五鹤续断”。

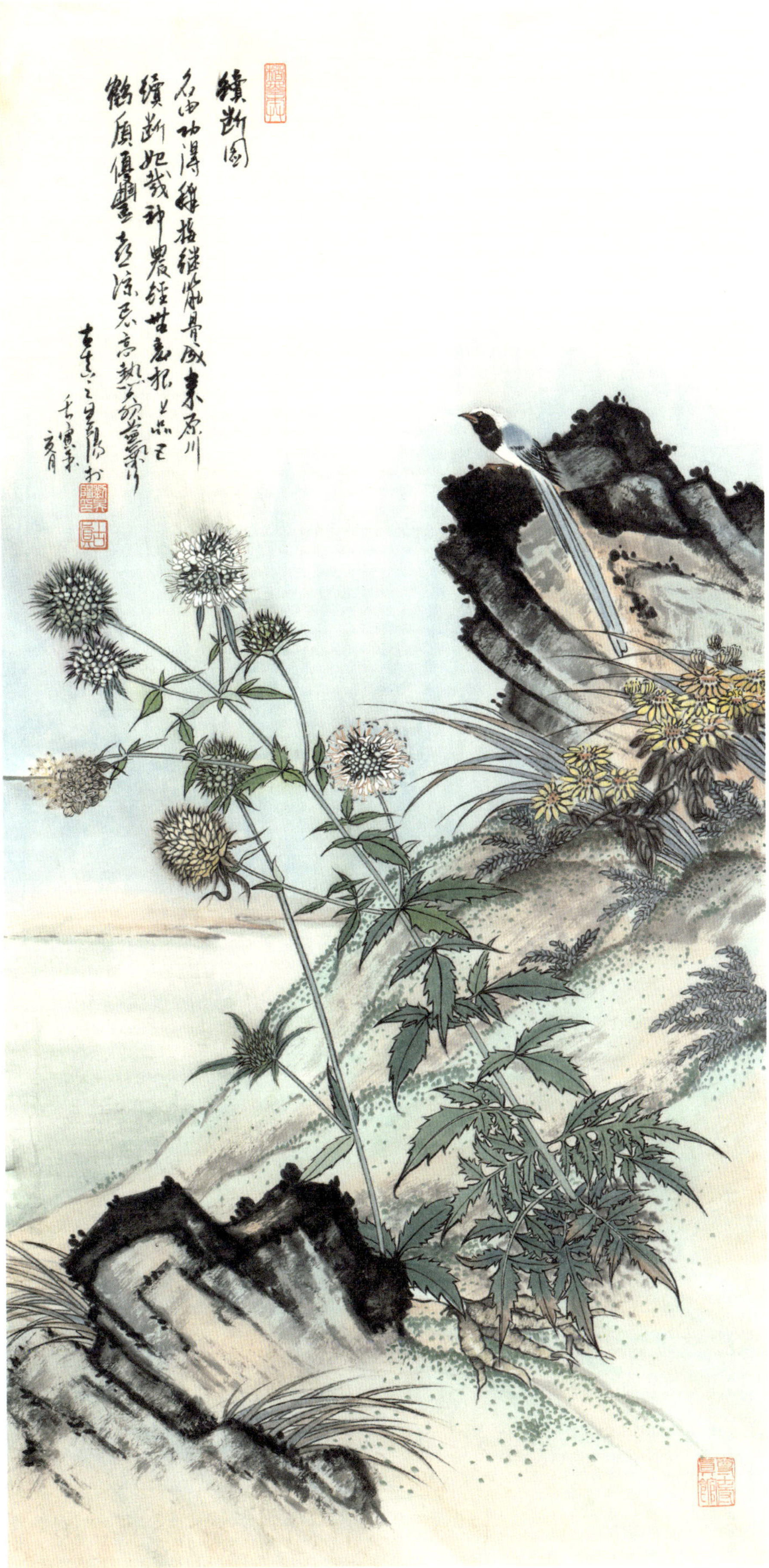

图解：

1. 画面两株示构图美感（大小起结），花序分示蕾、花、果状。
2. 衬花示花期为秋，其他示生于潮湿的山坡、草地。

玄　参

干根色甚黑，
茎似参香微。
浙产尊道地，
藜芦不同为。
胸中氤氲气，
无根火尽催。
五参玄归肾，
服久益精髓。

注解：

1.《中药大辞典》：基原为玄参科玄参属植物玄参及北玄参的根。

2.《〈本草纲目〉研究》：【释名】时珍曰，玄，黑色也。弘景曰，其茎微似人参，故得参名。志曰，合香家用之，故俗呼馥草。【集解】志曰，根生青白，干即紫黑。【发明】时珍曰，治胸中氤氲之气，无根之火，当以玄参为圣剂也。

3.《金世元中药材传统鉴别经验》：【历史】浙江产玄参属“道地药材”。【注意】不宜与藜芦同用。

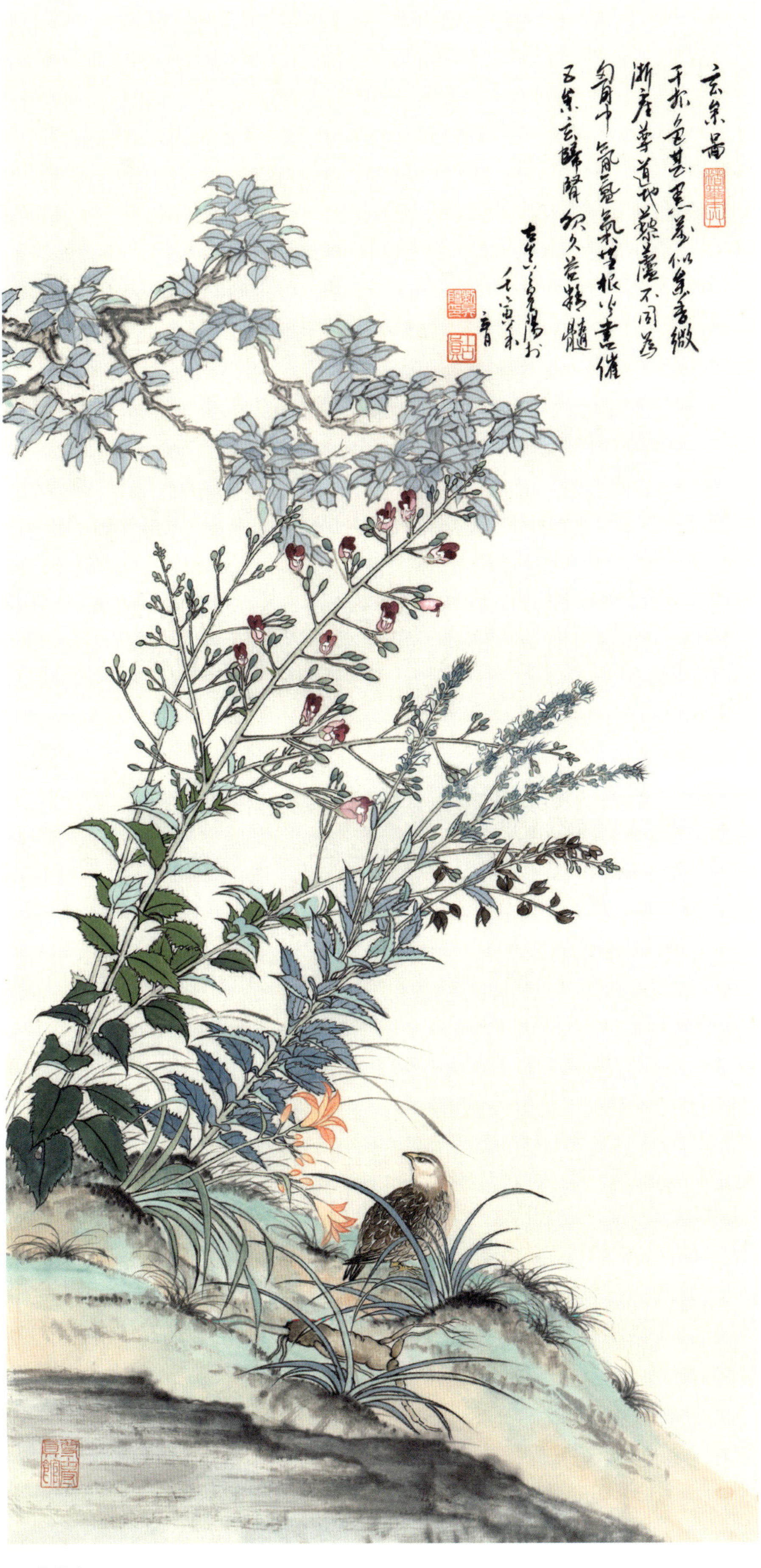

图解：

1. 画面左右两草分别为玄参和北玄参，分示花状、果状。
2. 衬花示花期为夏，其他示其喜生湿润土壤中。

延胡索

名因皇讳玄改延，
当由宋之开宝传。
初从奚国安东进，
自此栽莳夏收还。
至今浙产称道地，
扁球块茎炮药煎。
活血化气第一品，
专治诸痛妙不言。

注解：

1.《〈本草纲目〉研究》:【释名】好古曰，本名玄胡索，避宋真宗讳（真宗追尊轩辕黄帝为赵氏先祖，名赵玄朗），改玄为延也。【集解】延胡索生奚国（辽时奚族所建之国，匈奴别种，居鲜卑，即东胡之界也），从安东（今丹东）道来。【发明】盖玄胡索能活血化气，第一品药也。故专治一身上下诸痛，用之中的，妙不可言。

2.《金世元中药材传统鉴别经验》:【历史】本品始载于唐代《本草拾遗》(即，玄胡索之名始载《本草拾遗》，而延胡索之名据纲目示应始载《开宝本草》)。【产地】本品浙江所产为“道地药材”之一。

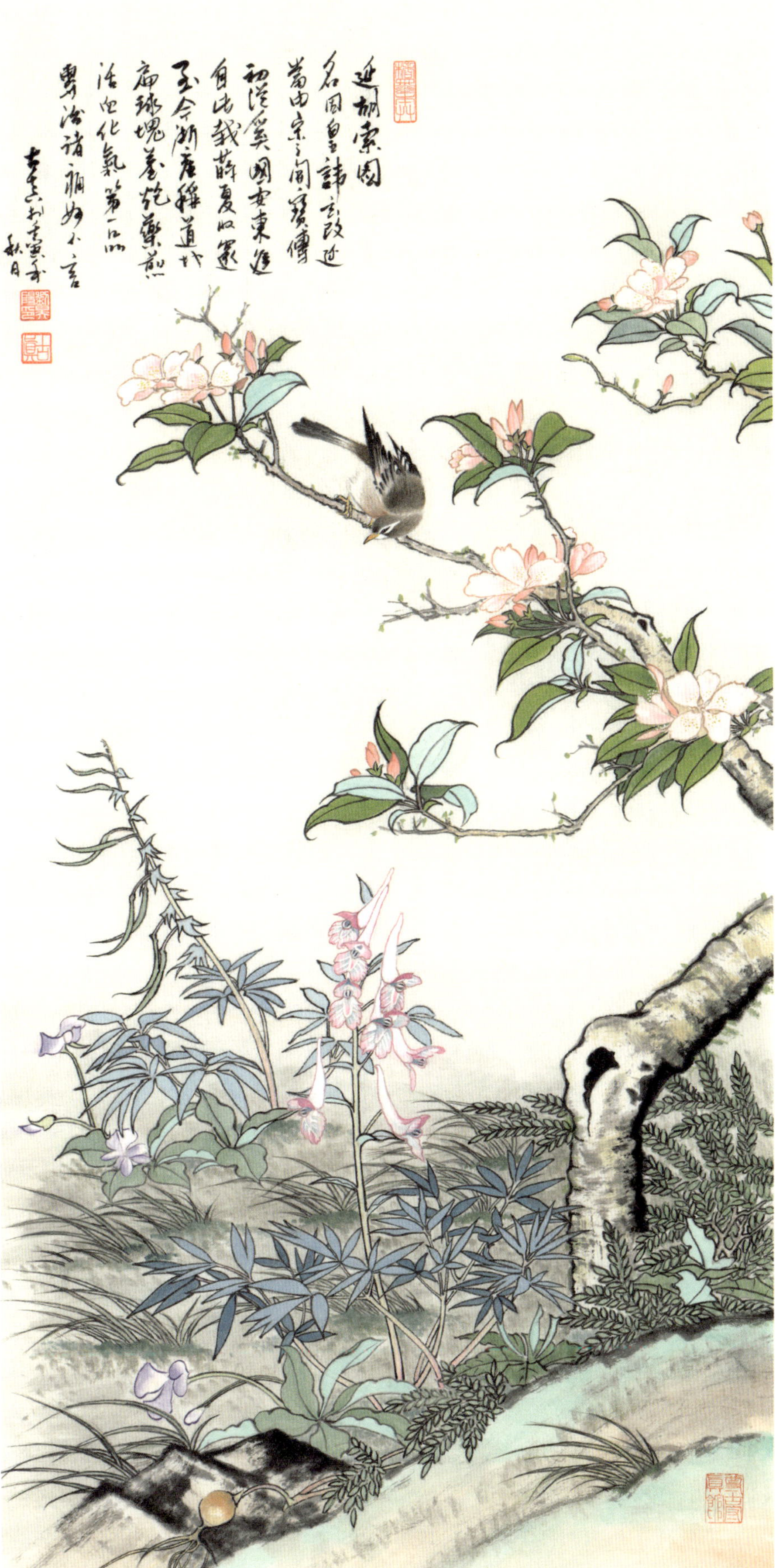

图解：

1. 画面两株分示花状和果状。
2. 衬花等示花期为春，其他示其生于低海拔旷野草地、丘陵林缘。

伊贝母

贝冠新疆或伊犁，
基原鳞茎名地依。
功同川贝可替代，
贵贱悬殊堪奇异。
自古维医入药早，
用之酌量贵常习。
主攻热痰乌头反，
耐寒性凉甘平息。

注解：

1.《中药大辞典》：基原为百合科贝母属植物伊犁贝母或新疆贝母的鳞茎。

2.《金世元中药材传统鉴别经验》：【历史】川贝……常以伊贝母作为替代品使用。古代维吾尔医即用当地贝母治病。【注意】不宜与乌头类同用。川贝母【附注】川贝母与平贝母、伊贝母功效完全相同……平贝母、伊贝母积压滞销，而川贝母货源长期不足，且价钱也相差近 50 倍（贵贱差距过大）。

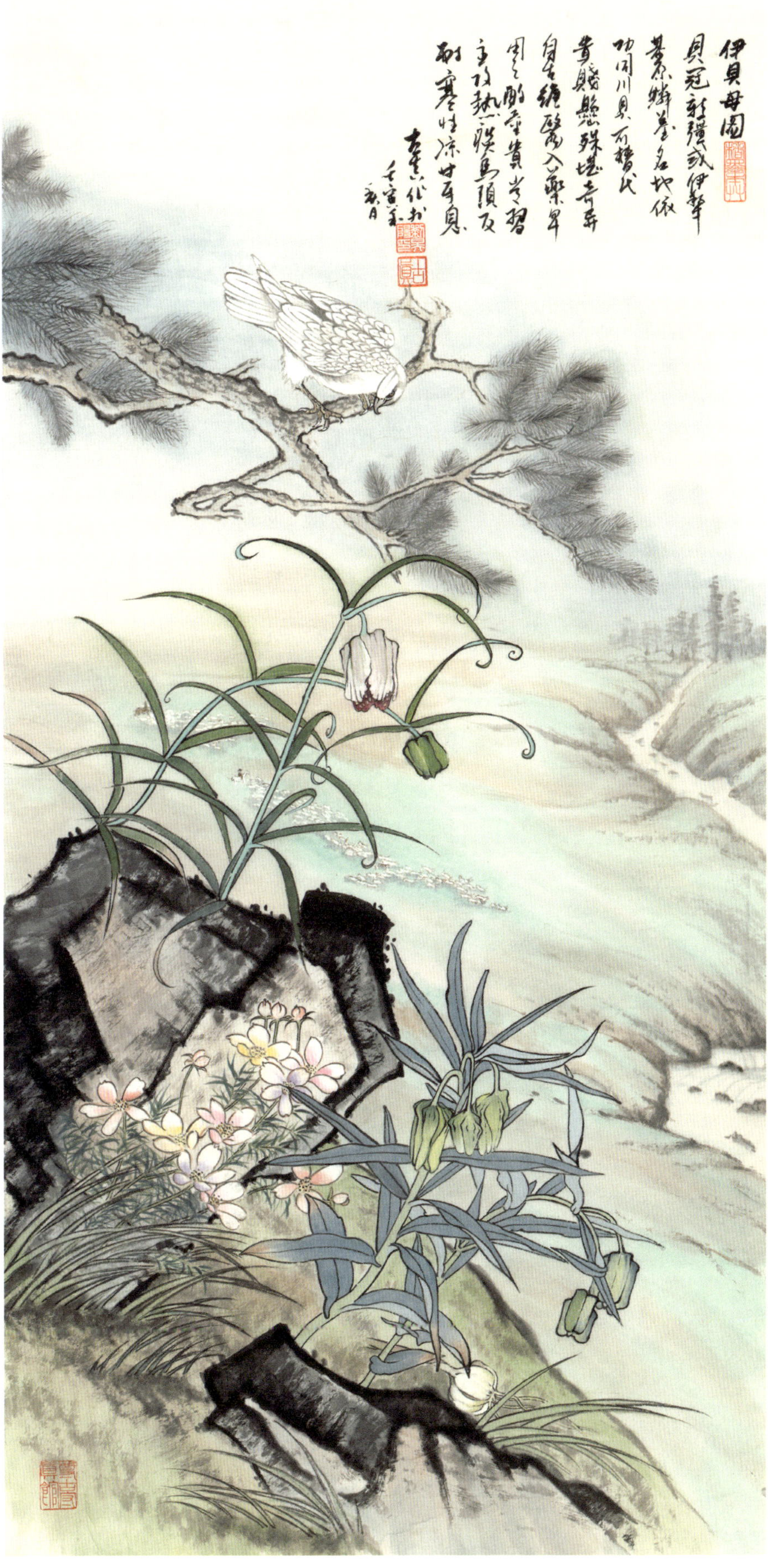

图解：

1. 画面上两株为新疆贝母，下两株为伊犁贝母，各示花状和果状。
2. 衬花示花期为夏，其他示地域特征以及生于海拔 1300 ～ 1780 米的林下或草坡上。

银柴胡

始见纲目茈胡条，
同出名异因地苗。
古载此品银夏最，
今用宁出道地标。
柴胡解表色黑细，
本者白大除热劳。
野生稀少不易获，
家种根长疾同疗。

注解：

1.《〈本草纲目〉研究》：茈胡（柴胡）条【集解】承曰，柴胡以银、夏者最良。时珍曰，银州……不易得也。近时有一种，根似桔梗、沙参，白色而大，市人以伪充银柴胡。

2.《金世元中药材传统鉴别经验》：【历史】本品始见于《本草纲目》。【产地】本品以宁夏产量最大，质量也优，为驰名的“道地药材”。

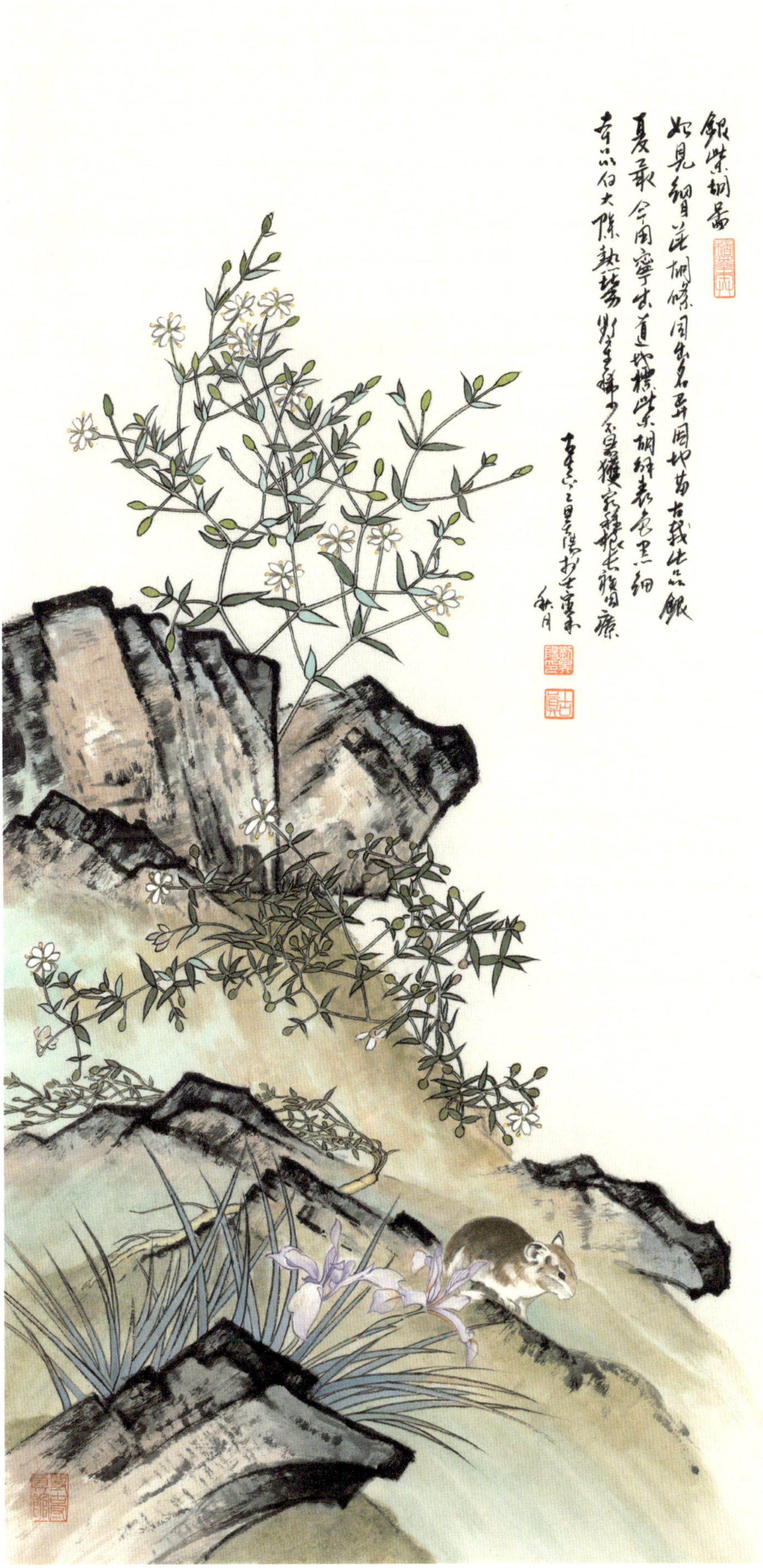

图解：

1. 画面两株，上示花状，下示果状。
2. 马兰花、鼠兔均是宁夏标识，衬花（马兰花）示花期为夏，其他示其生于干燥草原及山坡石缝中。

玉　竹

名因光莹叶似竹，
其根入药嫩苗茹。
野生山中处处有，
湘出品优量产足。
性柔多须横生卧，
颇类黄精效同途。
五劳七伤补虚损，
驻颜润色久功殊。

注解：

1.《〈本草纲目〉研究》：萎蕤条【释名】时珍曰，其叶光莹（光润晶莹如玉）而象竹，故有玉竹名。【集解】时珍曰，嫩叶及根，并可煮淘食茹（吃也）。处处山中有之，其根横生似黄精，黄白色，性柔多须……【发明】时珍曰，……大有殊功。黄精与萎蕤性味功用大抵相近，而萎蕤之功更胜。

2.《金世元中药材传统鉴别经验》：【产地】以湖南产量大，质优。

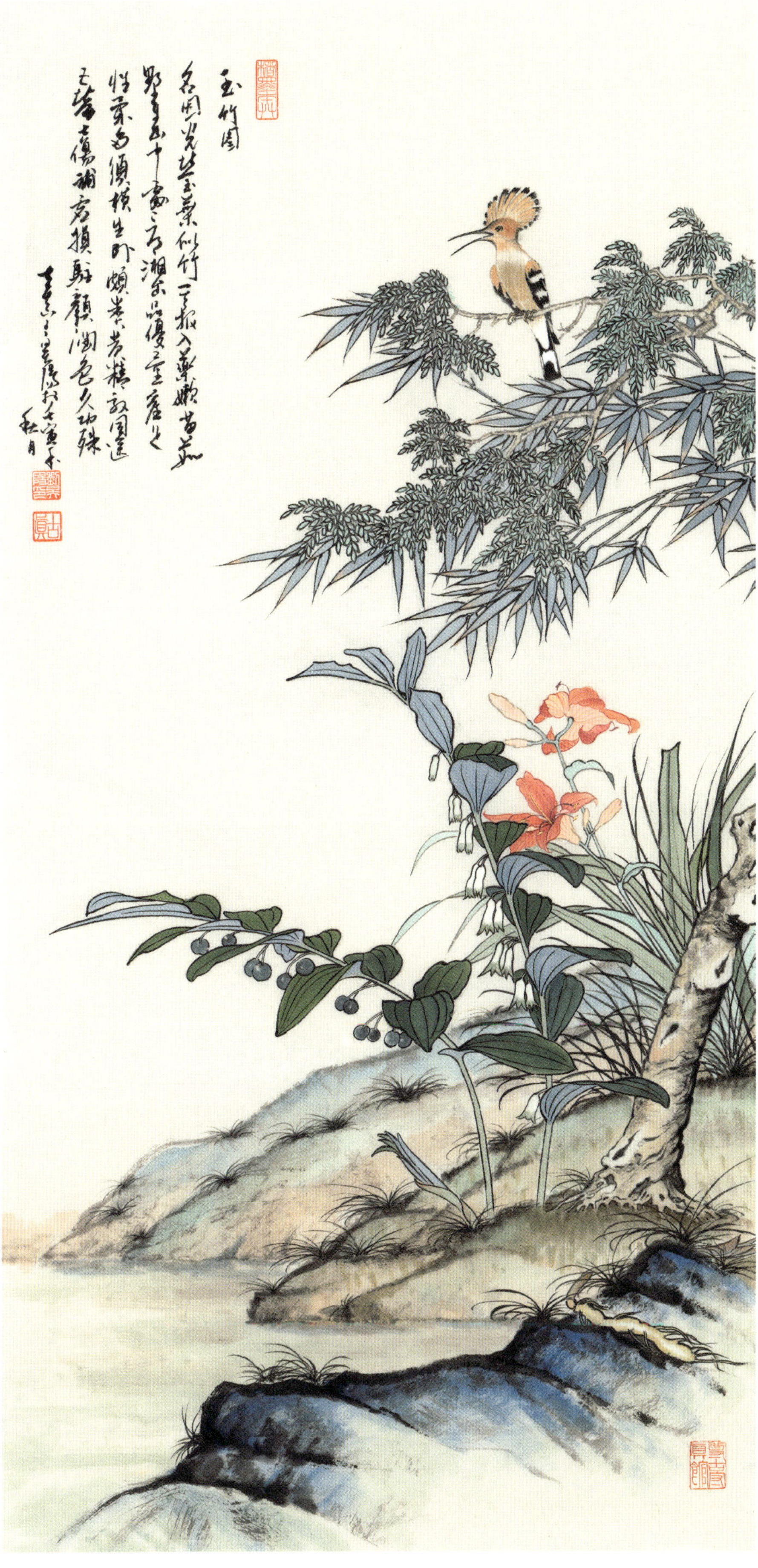

图解：

1. 画面两株分别示花状、果状。
2. 衬花示花期为夏，其他示其生于林下及山坡阴湿处。

郁　金

绿丝黄丝桂与温，
基原块根皆郁金。
古用轻扬治郁遏，
和酒色金得名存。
天府崇州为道地，
诸品黄者最称珍。
清心化瘀攻血病，
不宜丁香益神昏。

注解：

1.《中药大辞典》：基原为姜科姜黄属植物温郁金、姜黄、广西莪术或蓬莪术的块根。

2.《〈本草纲目〉研究》：【释名】震亨曰，郁金……性轻扬，能致达酒气于高远。古人用治郁遏不能升者，恐命名因此也。时珍曰，和酒令黄如金。【发明】时珍曰，郁金入心及包络，治血病。

3.《金世元中药材传统鉴别经验》：【来源】根据各产区品种不同，将商品分为黄丝郁金（来源姜黄）、绿丝郁金（来源莪术）、温郁金（来源温郁金）、桂郁金（来源广西莪术）。【产地】以崇庆（今成都崇州市）金马河沿岸产品质量优，称为“道地药材”。【品质】以黄郁金质量最优。【注意事项】不宜与丁香同用。

4. 块根是根须末端膨大物，与莪术、姜黄等入药部位是根茎不同。

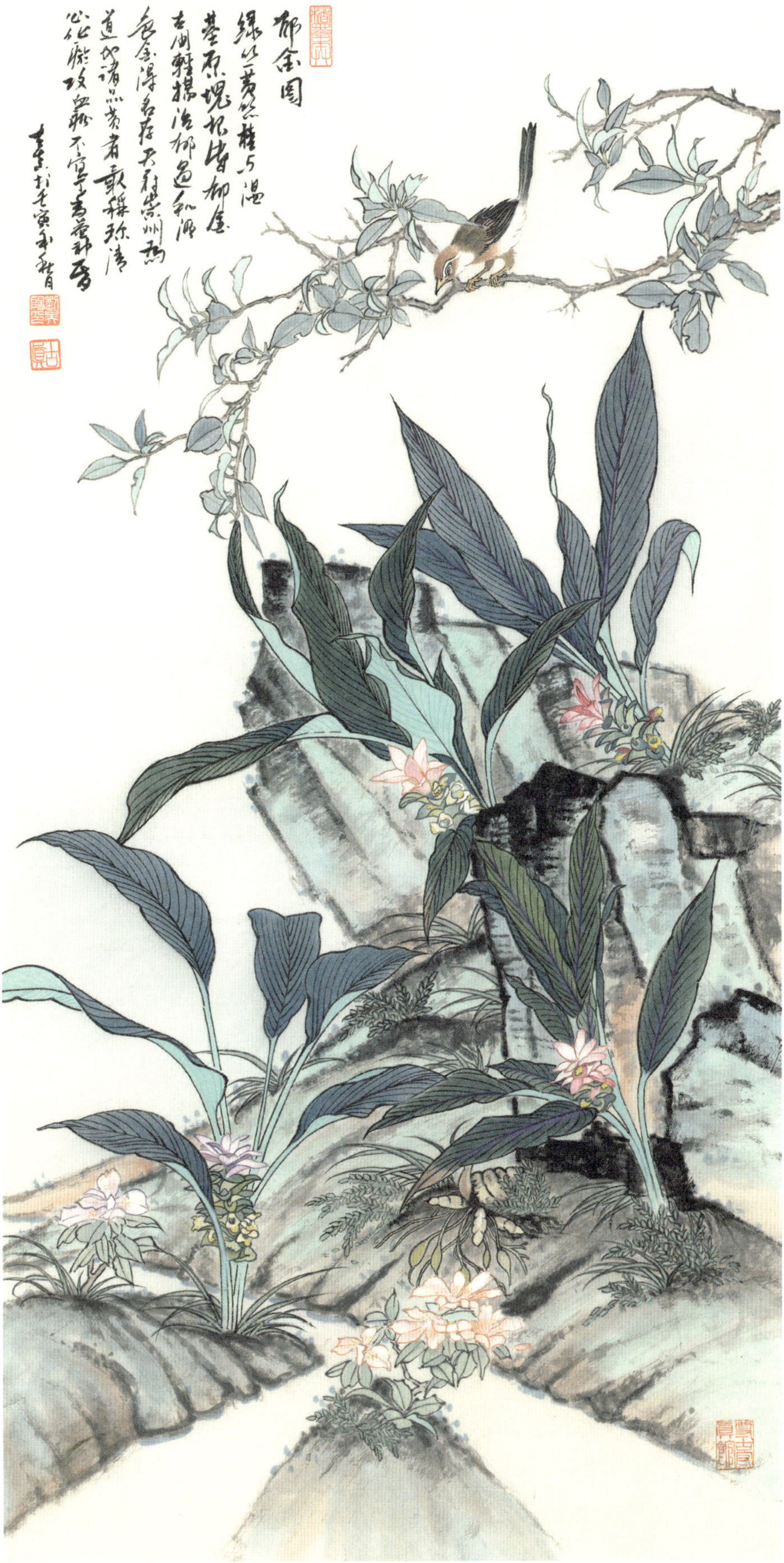

图解：

1. 画面由上至下分别为蓬莪术、温郁金、广西莪术、姜黄。根皆似，以一示之。
2. 衬花示花期为夏，其他示其生于排水好、土层深厚、土壤疏松的冲积土。

远　志

此草因效称，
益慧强志功。
原别大小叶，
根用生智能。
古今皆野品，
晋出质佳丰。
充肾治善忘，
除邪久身轻。

注解：

1.《中药大辞典》：基原为远志科远志属植物远志和西伯利亚远志的根。

2.《〈本草纲目〉研究》：【释名】时珍曰，此草服之能益智强志，故有远志之名。【集解】时珍曰，远志有大叶小叶二种。【发明】时珍曰，其功专于强志益精，治善忘。【主治】久服轻身不老。

3.《金世元中药材传统鉴别经验》：【历史】其主流产品有小叶者，即今用的远志，大叶者即……西伯利亚远志。【产地】无论质量还是产量均以山西为首位。【生产概况】当前仍靠野生提供货源。

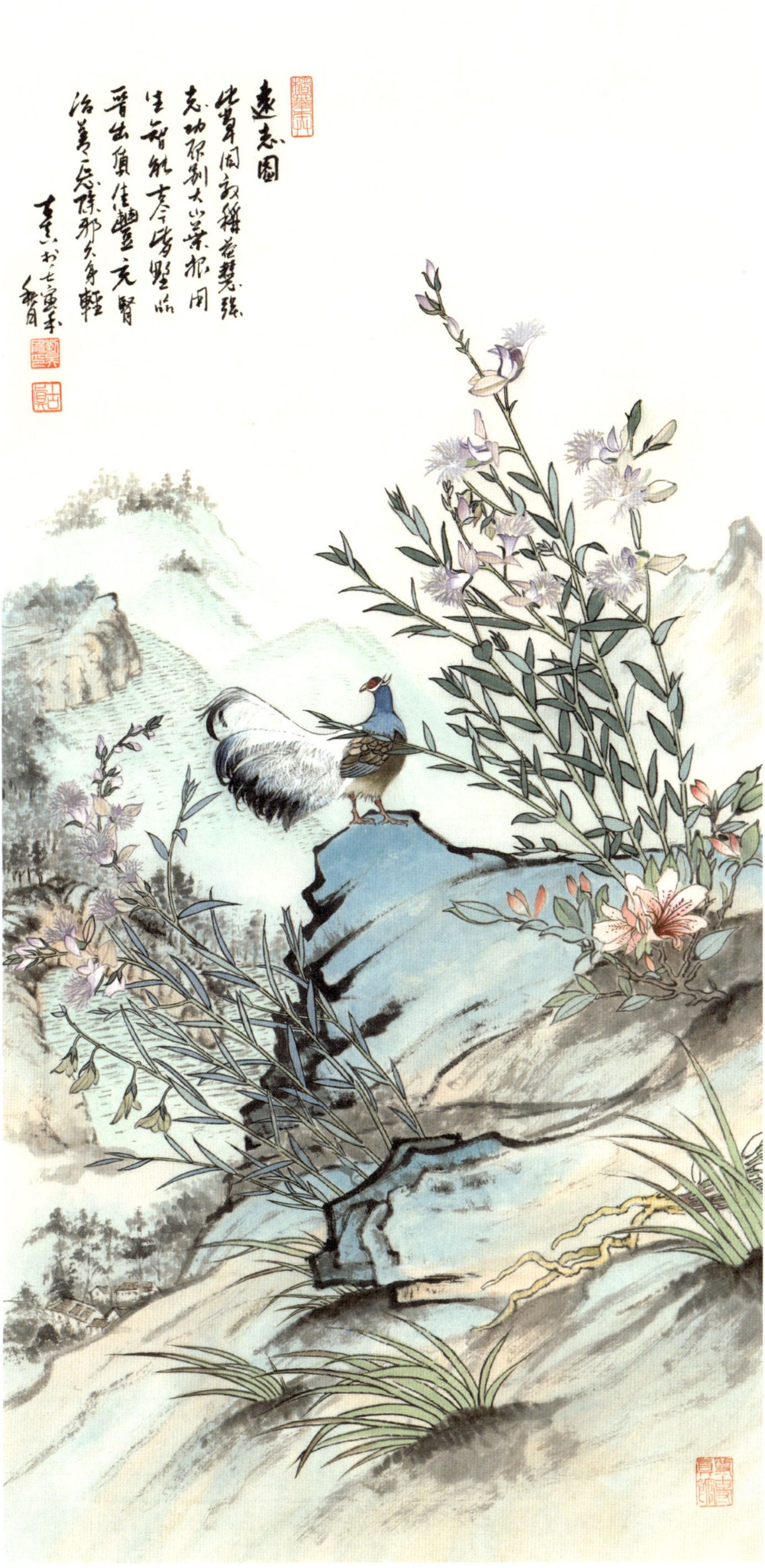

图解：

1. 画面上下分别为西伯利亚远志和远志。
2. 衬花示花期为夏，鸟为褐马鸡示产地（山西省），远山示生于海拔 1100 ～ 2800 米的山坡草地。

泽　泻

始载本经上品修，
因地类别川建瓯。
蜀产量丰建道地，
如泽水泻得名由。
从生池沼近浅处，
应物随心功通流。
除湿去旧养新水，
一辟一阖泻补优。

注解：

1.《中药大辞典》：基原为泽泻科泽泻属植物泽泻的块茎（地下茎末端形成膨大而不规则的块状，是适于贮存养料和越冬的变态茎）。

2.《金世元中药材传统鉴别经验》：【历史】本品始载《神农本草经》，列为上品。【产地】以产地分为建泽泻与川泽泻两大类，品质以建泽泻较优，称为“道地药材”；产量以川泽泻较多。建泽泻以（福建浦城）建瓯之吉阳品种质量最好。

3.《〈本草纲目〉研究》：【释名】时珍曰，去水曰泻，如泽水之泻也。【主治】入肾经，去旧水，养新水。【发明】时珍曰，古人用补药，必兼泻邪，邪去则补药得力，一辟一阖，此乃玄妙……

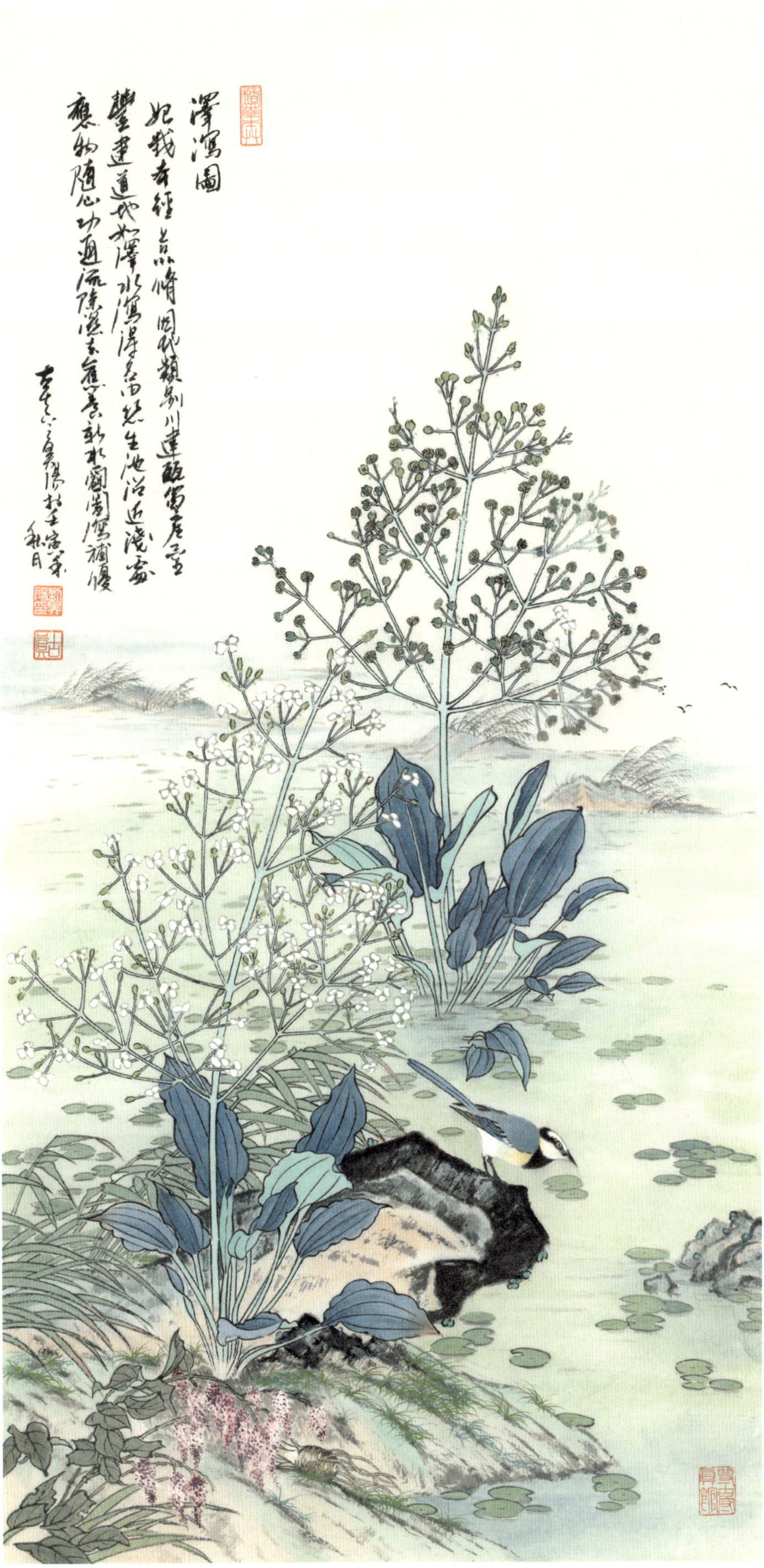

图解：

1. 画面两株分示花状和果状。
2. 衬花示花期为夏，其他示其生于沼泽边缘（纲目水草类，应生水中）。

浙贝母

贝母冠此说，
道地与其合。
株状别何处，
本品钟花多。
始记清学敏，
今用栽莳得。
鳞茎乌头反，
安脏止顽咳。

注解：

《金世元中药材传统鉴别经验》：【历史】浙贝母始载于清代《本草纲目拾遗》。【产地】以鄞县（浙江宁波）质量最优，为浙江省“道地药材”之一。【生产概况】本品均为栽培。钟花：钟状花。【注意】不宜与乌头类药材同用。

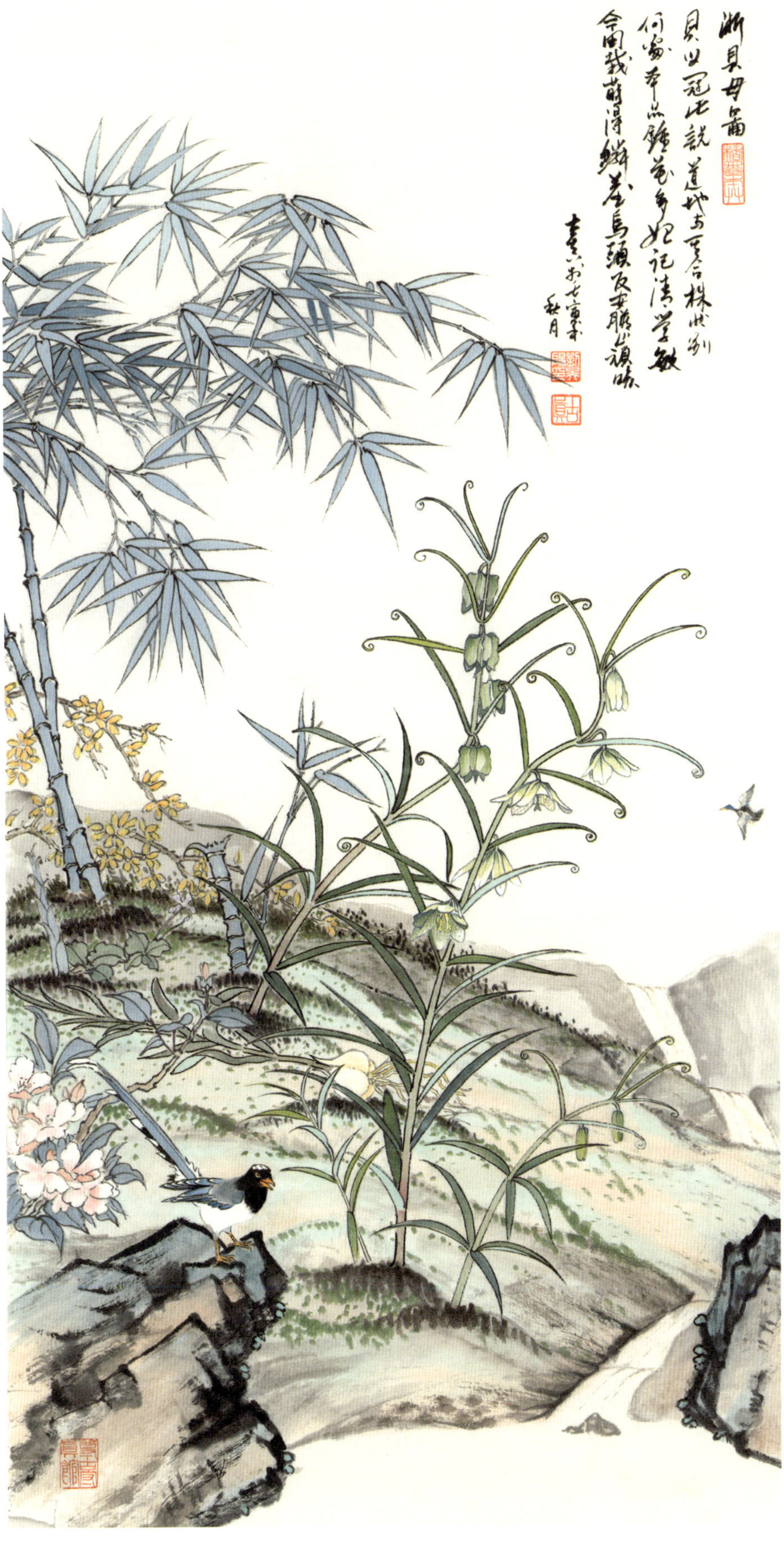

图解：

1. 画面两株分示花状和果状。
2. 衬花示花期为春，其他示其生于海拔较低的山丘荫蔽处或竹林下。

知 母

本曰蚔母讹此称，
因初子根状蚔虻。
形似菖蒲条柔润，
花葶玉立常群生。
今用栽莳取横茎，
古今易县道地名。
上清肺金下润肾，
除邪益气下水通。

注解：

1.《〈本草纲目〉研究》：【释名】时珍曰，宿根之旁，初生子根，如蚔虻之状，故谓之蚔母，讹为知母。【集解】弘景曰，形似菖蒲而柔润。【发明】时珍曰，知母之辛苦寒凉，下则润肾燥而滋阴，上则清肺金而泻火，乃二经气分药也。【主治】除邪气，肢体浮肿，下水，补不足，益气。

2.《金世元中药材传统鉴别经验》：【产地】以河北易县产品质量为优，习称“西陵知母”，为传统“道地药材”。

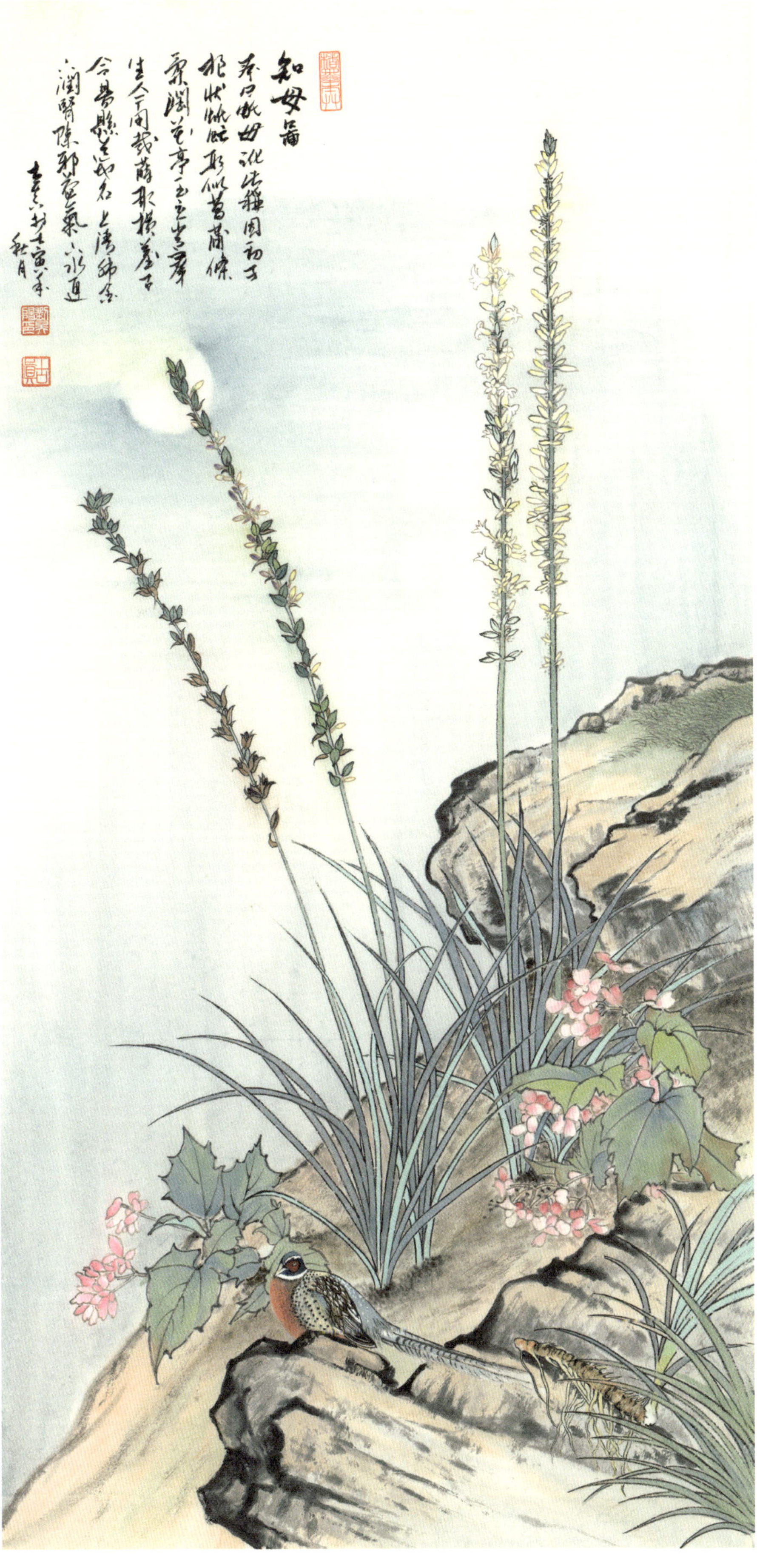

图解：

1. 画面各两株分示花、蕾状和果状。
2. 月示花常于夜间开放，衬花示花期为夏，其他示其生于向阳干燥山坡、丘陵草丛或草原地带，常成群生长。

紫 草

花根色紫可染缯，
多年草本有此称。
其原软黄与本品，
凉血活血燥根功。

注解：

1.《中药大辞典》：基原为紫草科植物新疆紫草、紫草或内蒙紫草的根。

2.《〈本草纲目〉研究》：【释名】时珍曰，此草花紫根紫，可以染紫，故名。【发明】时珍曰，其功长于凉血活血，利大小肠。

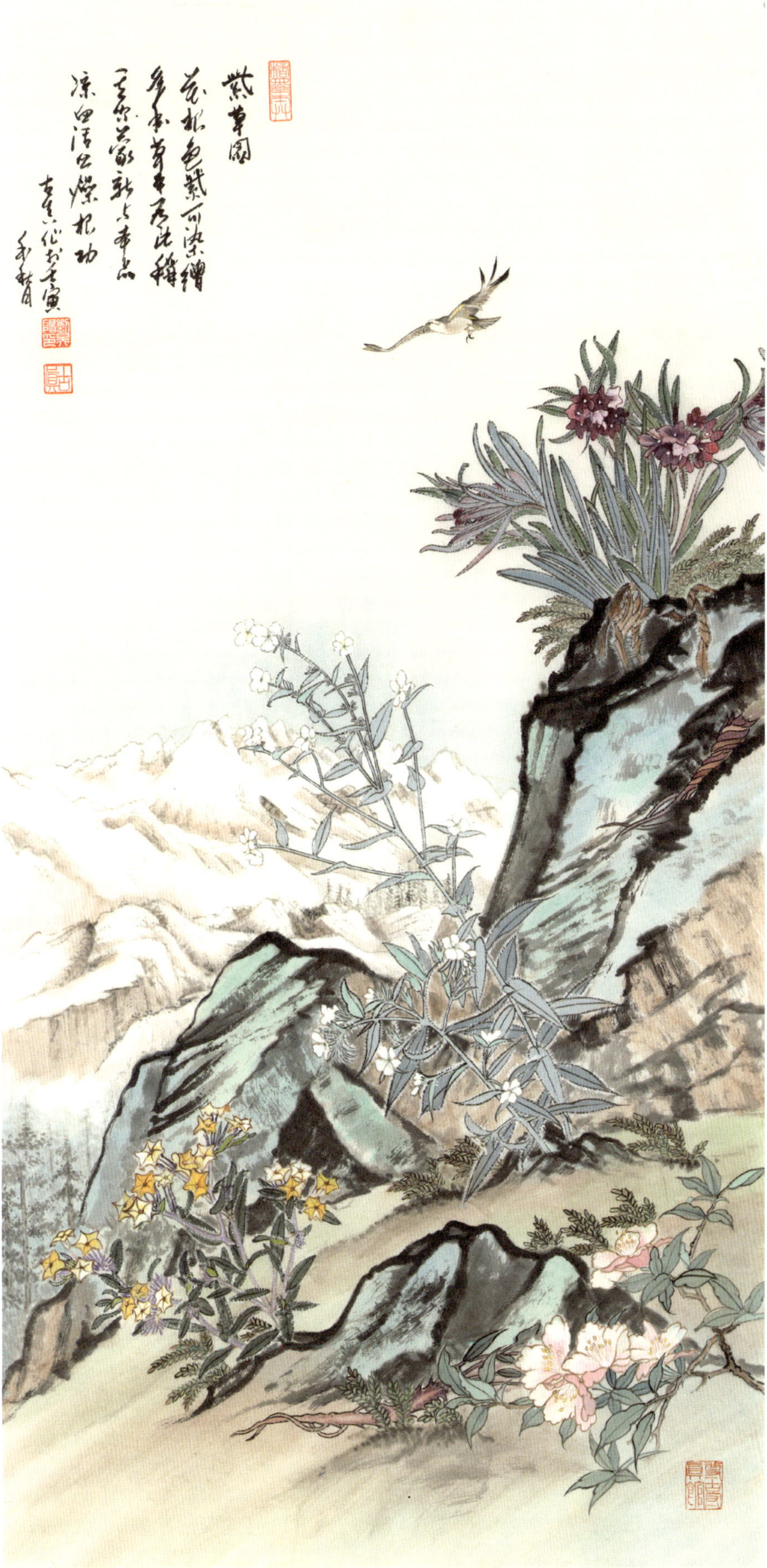

图解：

1. 画面上、中、下分示软紫草、紫草、黄花软紫草的花状。上根示软紫草根，下两根似，以一示之。
2. 衬花示花期为夏，其他示其生于海拔 2500 ～ 4200 米的砾石山坡、草地及草甸处。

紫菀

色紫细宛柔，
根条得名由。
纲目列隰草，
安国亳州优。
株高花锦簇，
身心俱疗周。
益肺功要药，
寒热皆止休。

注解：

1.《〈本草纲目〉研究》：【释名】时珍曰，其根色紫而柔宛，故名。【集解】时珍曰，紫菀肺病要药。隰，指低湿的地方。
2.《本草正义》：紫菀唯其温而不热，润而不燥，所以寒热皆宜，无所避忌。
3.《金世元中药材传统鉴别经验》：【产地】以河北安国、安徽亳州种植历史悠久，质优，称为“道地药材”。

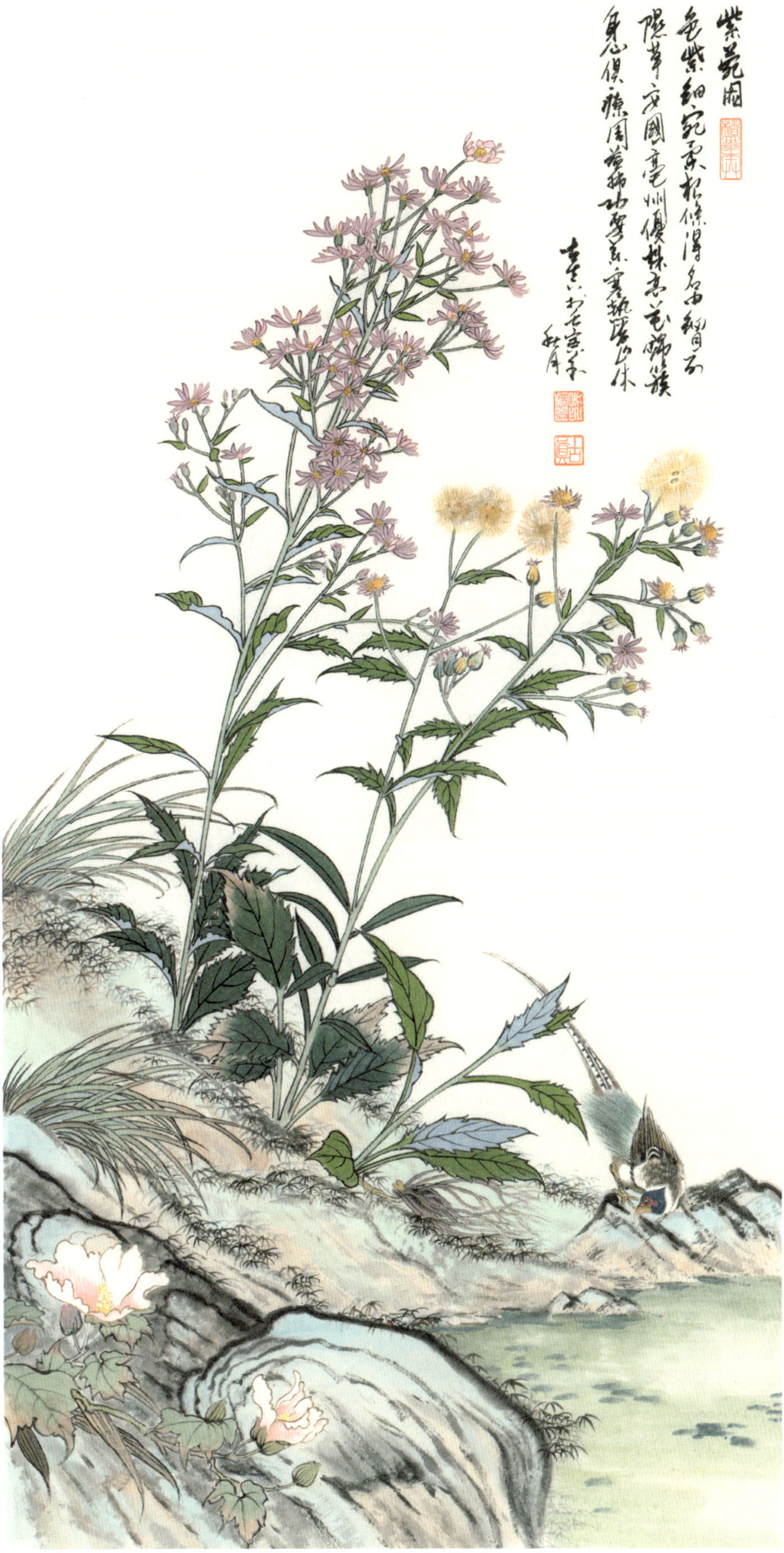

图解：

1. 画面两株分示花状、蕾状和果状。
2. 衬花示花期为夏秋，其他示其生于低山阴坡湿地、山顶和低山草地及沼泽地。